健康是人生第一財富

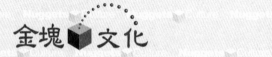

金塊●文化

女人健康的革命

能量養生

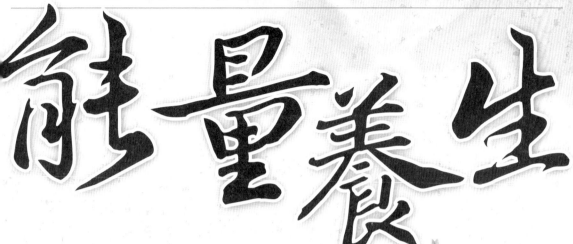

決定女人一生

喚醒體內健康能量，
做花樣幸福無憂女人！

趙鐵鎖—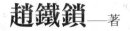著

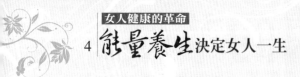
女人，你需要一場健康的革命

　　繼《長壽的革命：活到120歲的長壽聖經》和《男人健康的革命：養生就是養陽氣》兩本書出版以後，不少朋友都問我：「08年全國壽星普查的過程中，你也接觸了不少女性老壽星，為什麼偏偏不寫本女人保健養生的書呢？」說心裡話，「女人健康」這個話題已經在我心裡構思了很久很久，不是我「偏偏」不寫，而是覺得這種事情不能草率。既然要寫，就得寫出一本能夠讓所有女人真正走上健康之路的養生書。

　　關於這本書，當初我想了很多角度，但心裡總是有一種沒有抓住「根」的感覺。直到一次非常機遇的巧合，我遇到了「能量」二字。

　　有一次，一位多年好友因糖尿病住院，我和朋友同去看望她。可能是病情折磨，再加上在醫院心情不是很好，她顯得虛弱、憔悴。見我們去看她，起初還有些高興的情緒，可說到「病」這個字兒，她便開始不平起來：「這個糖尿病害死人了！平時動不動就感覺餓，可稍微不小心、多吃了那麼一點點，得，血糖就上來了！你們說說，人餓的時候，就像那汽車沒有發動機供能，身體能受得了嗎？」說著，還一副委屈的表情。

　　同行的朋友見狀說：「你呀，得了這病，飲食當然是需要小心了。老趙，你弄養生那麼多年，快用道理來開導開導她。」真是出乎意料，我就這樣被朋友的「軟命令」遞了出去。不過事已至此，我只能科學地說些大實話：「得了糖尿病，確實需要注意一下飲食。我們

生命活動所需的能量直接來源於血液的血糖，而血糖很重要的部分都是由食物來提供。人會感覺到餓，就是血液裡的血糖減少所引發的正常生理反應。」擔心自己說得似乎有些專業了，我便故意停下來看了看患病的朋友。（我總覺得，如果說一大堆人家根本聽不懂或不喜歡聽的東西，既有失禮儀，又容易讓人生厭，很不好的。）沒想到，她並沒有感到厭煩，反而是一臉饒有興趣的樣子。於是我繼續說道：「得了糖尿病，身體無法正常地將血糖轉化為所需要的能量，於是人就經常會感覺到餓。可如果食物吃得多了，尤其是含糖分較高的食物，又會給身體帶來非常大的負擔，即糖吸收代謝不完。這樣，無法轉化為身體所需能量的糖分，就會隨尿液等被大量排出體外，必然也會帶走很多水分，進而導致多尿。而多尿失水太多時，血液就會濃縮引起我們口渴。這就是為何很多糖尿病患者會出現『三多』症狀，即多食、多飲、多尿。」

她聽完似乎恍然大悟，慨歎道：「難怪補也不是，不補也不是！」我不禁笑著補充道：「那倒也不是，身體能量不夠用了，肯定是要補的，但這個『補』要有講究。比如，可以多吃些低糖、低熱量的食物，因為它們看似非高能量的食物，但恰好符合你身體的吸納能力和承受能力。你想想，有些食物即使含能量、熱量再高，吃了只會給身體帶來害處，那麼，對你來說還是『好食物』嗎？」她感覺我說的很有道理，說下次一定要注意飲食了。

從醫院出來，「能量」兩個字就一直在我的腦海裡揮之不去。回到家，我琢磨著：我們的一舉一動、一言一行，甚至打個噴嚏，等等，所有的生命活動不都是需要能量才能完成嗎？也就是說，沒有能量就沒有生命。而且，很多人生病，一方面是他們沒有可維持身體

健康的充足能量，另一方面他們沒有找對自己身體所需要的能量。想著想著，「能量醫學」這久違了的四個字突然出現在我的腦子裡。對呀，能量醫學是一個東西方學者都廣泛研究的醫學方向，我涉足保健行業十幾年，接觸了不少這方面的資料，怎麼把它給忽視了呢？於是我到書房裡把曾經找過的、所有關於這方面的資料統統整理到一起。爾後，我又到圖書館等處查閱了諸多關於這方面的資料，並同一些醫學專家、保健專家等共同探討了這個話題，發現，能量包含著萬事萬物的變化狀態。從西醫角度，生理代謝、營養學、磁療、電針等，都是屬於能量治療；在中醫領域，五行、易經、經絡、針灸、中藥等，同樣也屬於能量醫學。所以說，能量醫學是一門綜合醫學，它將中醫和西醫高度結合在一起，將文化和科學結合在一起，更將保健養生追溯到生命的最根本。

你或許覺得「能量」是一個非常飄緲的詞，而事實上，它對我們的健康而言，尤其是對女人，既實在又關鍵。例如，月經是女人最典型的特殊生理週期，此期間，女人會全身抵抗下降，這就需要有針對性地給身體補充有益能量，如補血、補氣等。相反，如果此期間女人吸納了危害身體的能量，如寒氣等，就會嚴重損害健康，甚至落下長期的病根。

同時，能量醫學還遵從自然、求本的原則，這與中醫「天人合一」的理念如出一轍。一年四季，乃至一日十二時辰，女人身體的能量盛衰都有著不同的變化，對此，保健養生就要順應能量的這種規律變化，否則能量出現盛或虧都會危害健康。《黃帝內經》還指出，女人一生遵循「七」的週期，在不同的周「七」裡，腎氣盛衰各有不同，這就要求二十幾歲的年輕姑娘與步入更年期的中老年婦女，保健

調理要各有相應的能量側重。

總得來說，人體的能量分為兩種：先天能量和後天能量。先天能量，就是我們人體自己所產生的。中醫裡所說的精、氣、神，都是這種能量的不同表現形式。而後天能量，是我們通過飲食所吸取的營養物質，通常有水、蛋白質、脂肪、碳水化合物、維生素、礦物質等幾大類。在人的一生中，這兩大類能量不是固定不變的，它們彼此之間，乃至與周圍環境之間，都是一種動態的循環。換句話說，它們與外界環境等因素共同影響著我們的健康。這也是為何有些女人只注意飲食，不注意休息，一樣是處於亞健康狀態。還有那些試圖減肥、美膚的女性朋友，如果只注意單方面的努力，總是收不到很好的效果，甚至適得其反，都是沒有從整體能量養生角度考慮。

那麼，對於一個女人，一個嚮往健康長壽的女人來說，真正的幸福人生，就是永遠擁有護佑自己生命健康的能量。這些神奇的能量，也正是我希望通過這本書送給女性朋友的禮物。

謹以此書，獻給天下所有熱愛生命的女人！

CONTENTS

CONTENTS

CONTENTS

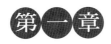

第一章

上善若水，
好能量如水般滋潤好女人

老子說：「上善若水，水善利萬物而不爭。」意思是，最高境界的善行就像水一樣，澤被萬物而不爭名利。你可能想像不到，在女人的身體裡，好的能量就像水一樣充滿著偉大的力量。它舒緩地流淌在你的體內，靜靜地維繫著你的一切生命活動，帶給你靚麗，帶給你青春，帶給你喜悅，帶給你健康，帶給你幸福的人生。

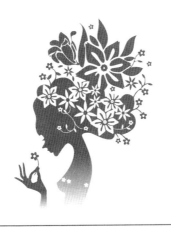

能量充足，自然濡養出「好命」女人

做一個好命女，幾乎是所有女性朋友內心的渴求。為了實現這一至高理想，有的女人選擇修練好口才，因為她們相信「嘴甜的女人才好命」；有的女人選擇釣金龜婿，因為她們相信「女人幹得好不如嫁得好」；有的女人晝夜打拼工作，因為她們相信「靠誰都不如靠自己」。可事實上，人際場上左右逢源的女人裡，嫁入豪門的女人裡，事業飛黃騰達的女人裡，依舊有太多太多的淚與痛……於是，大家始終走在奔向「好命女」的路上。

想成為一個好命女，真的就那麼難嗎？當然不是。抓住事物的本質，才不會被假像所迷惑；找到解決的方法，實現目標的路才會變短。而這一切背後的秘密，只有兩個字——能量。

人體的一切生命活動都需要能量，沒有能量就沒有生命。佛家有句話說：「這個創造所賦予的寶貴肉身，原本就萬法具備。」人體確實是一個很了不起的肉身，可以自由呼吸大自然的清新氣息，可以活靈活現地做著自己想做的事情，可以深情地感悟天地之聖美……不過，能夠實現這一切，我們都需要感謝能量。一舉一動，一呼一吸，無論我們做什麼，都需要能量。當能量充沛的時候，人體可以輕鬆實現各種生命活動，那些健康的女性就處於這種狀態；當能量下降到一定水準的時候，人體要實現某些生命活動就會感覺有些吃力，那些亞健康的女性就屬於這種狀態；當能量下降至很低水準的時候，人體就無法實現某些生命活動了，那些生病的女性就屬於這種狀態；當能量殆盡的時候，生命也就隕落了。知道了這些，你就不難發現那些好

命女為什麼好命了。因為她們牢牢握住了開啟好命運的金鑰匙——健康。

　　擁有充盈的身心能量，女人就擁有健康，就擁有好命的本錢。幾年前我認識一位家庭和事業雙豐收的女士，大家都很羨慕她——老公是成功人士，還很體貼；孩子功課好又懂事，讓人放心；自己在職場上叱吒風雲，在社會上光鮮照人。可是她覺得自己並不幸福，而且想想自己曾經打拼的歲月就怕。剛入職場時賺得錢少得可憐，後來失業了，日子很艱難，便自己做點小生意；再後來認識了現在的老公，自己不想把所有幸福都押在男人身上，便繼續做著小本生意。付出確實有了收穫，沒兩年，老公事業有成，她的生意也紅紅火火，還生了個健康的寶寶。可不知為什麼，就在一切都順起來、讓人羨慕得不得了的時候，她常感覺自己像突然要枯萎的落葉，動不動就疲憊不堪；白天用高檔化妝品把自己打扮得光彩照人，等晚上卸了妝，只有自己和老公知道那種憔悴有多嚇人。

　　有一次去醫院檢查，醫生說她的脾胃不太好，還有慢性腎炎。她問我該怎麼辦？我直截了當地告訴她——補能量。她又問我為什麼要補能量？我說，人體就像一部精密的機器，每一分每一秒的正常運作都需要能量。而腎就相當於這部機器的發動機，脾胃則相當於輸油管，兩者必須相互依賴和配合，才能為人體提供源源不斷的健康動力。而她前期艱苦創業打拼，就等於讓身體這部機器過度運作，當然會造成一定的損耗——種下脾胃和腎的毛病。正如《黃帝內經》中所論述的：「腎氣是胃氣的根本，腎精也必須依賴於脾運化水穀精微的充養，脾陽又必須依賴腎陽的溫煦。」腎與脾胃的關係非常密切，一為「先天之本」，一為「後天之本」，都是生命能量供給的關鍵。能

量供應不足，身體這部機器當然不如以前，即便身邊外物再美好，生命的資本減少了，怎麼能安詳地享受呢？她這時才恍然大悟，隨即向我要了保養腎臟和脾胃的方法，說回去要開始蓄積生命資本了。

去年我再見到她的時候，她沒有化妝，但看上去光彩照人。我問她身體好些了嗎？她說：「聽您的話，把能量補足了，現在開始享受我的好命後半生了。」說罷，我們都會心地笑了。

是啊，有了能量，生命就有動力，人自然就有了活力。無論你的談吐、思維、容顏、健康、運氣……一切的一切，都會導引著你走向好命之路。

 趙老師養生答疑錄

Q：我是個高三女生，媽媽非讓我常吃雞蛋和瘦肉，說這些是高能量的食物。我每天只是用腦比較多，根本沒做什麼耗費體力的事兒，請問還要補什麼能量嗎？

A：媽媽的做法是對的。因為我們的一舉一動、一言一行，甚至每一次呼吸，都是要消耗能量的。用腦當然也不例外。像你這樣面臨大考的學生，每天用腦很多，是需要多補充些能量的。

每個女人體內都有一個靈性小宇宙

《黃帝內經 素問 寶命全形論》：「人生於地，懸命於天，天地合氣，命之曰人。」這一句話告訴我們，天與人是相通的，天地是一個博大精深的大宇宙，人體則是一個充滿靈性的小宇宙。外界環境的運動和變化可直接或者間接地影響你，而你也會以相應的生理及病理反應作為對宇宙影響的應答。

想一想，烈日炎炎的時候，你的身體為什麼會「主動」出汗？這是因為環境炎熱，氣溫增高時，外界環境的熱能會大量侵襲你的身體，從而導致你感覺「很熱」、「總這麼熱會不舒服」，這時，你的汗腺就是身體裡的「天然空調器」，它以出汗的形式把你體內過多的熱量向外散發，以調節並維持恆定的體溫水準。很多女性夏天特別容易中暑，其實就是體內的小宇宙系統出現了問題，汗腺不能正常工作，汗出不來，熱散發不出去所致。

還有，女性朋友每月都會經歷一次月經期。為什麼呢？這就類似雄雞總是在早晨歌唱，蜘蛛總在半夜結網，大雁總是在深秋南飛，燕子總是在春天歸來，夜合歡葉總是迎朝陽而綻放一樣……所有複雜而又奇妙的生命過程中，追隨著大自然的生物節律，時時都在演奏著迷人的「交響曲」。

很多女性朋友都曾經跟我說過：即使沒有鬧鐘的鈴聲，我每天都能如期醒來。其實，這也是一種追隨大自然節律的表現。與地球有規律自轉所形成的24小時週期相適應，正常人體的活動大多也呈現24小時晝夜的生理節律，且同步運行。不僅如此，你的體溫、脈搏、血

壓、氧耗量、激素的分泌水準，等等，都存在晝夜節律變化。科學家們將這些稱為人體的「生物時鐘」。很多女性朋友都有過這樣的感覺和體驗：月經前幾天總是心情不好，要麼煩躁易怒，要麼鬱鬱寡歡；月經期明顯感覺腦子不靈光，不是健忘，就是反應很慢；幾乎每個月好像都有那麼幾天精力特別充沛，思維敏捷……原來，人體的智力、情緒、體力週期分別為33天、28天和23天的生物時鐘，這三種「鐘」存在明顯的盛衰起伏，在各自的運轉中都有高潮期、低潮期和臨界期。如人體三節律運行在高潮時，則表現出精力充沛，思維敏捷，情緒樂觀，記憶力、理解力強，這樣的時機是學習、工作、鍛鍊的大好時機。當然，這時懷孕所生的孩子也會是聰明伶俐的優生兒。

在這個追隨大自然的過程中，女性體內的小宇宙還表現出很多遵循自身靈性地運轉。比如，女人的能量蓄積到可以來月經的時候就會來月經，到可以生孩子的時候就可以生孩子。同時，隨著年齡的增長，能量不斷地消耗，女人又會自然地步入中年、老年……

中醫裡有一個博大精深的五行理論，究其本質，也是在說天地是一個大宇宙，人體是一個靈性的小宇宙。世間萬事萬物，都可以用五種屬性來進行分類：具有肅殺、剛柔、從革作用的事物用金來代表；具有生發、曲直、條達作用的事物用木來代表；具有潤下、含藏、寒冷作用的事物用水來代表；具有炎熱、向上、強烈作用的事物用火來代表；具有長養、化育、稼穡作用的事物用土來代表。「天有五行，人有五臟，在天成氣，在地成形。」也就是說，金、木、水、火、土構成了宇宙的五行，肝、心、脾、肺、腎構成了人體中的五行。它們相互對立、相互聯繫、相互適應，五行平衡相通，自然界風調雨順，五臟衡通。所謂應天時地利的「天人合一」養生理念——該吃飯的時

候吃飯，該睡覺的時候睡覺，即在正確的時間做正確的事情，就是依據人與天地自然之間的五行相應。不僅如此，在人體內部這個靈性的小宇宙裡，同樣遵循五行生剋的規則。比如說，女人一定要腎臟能量充盈，因為腎屬水，主生發，腎精足了，你就可以生發起來──可以生木，生木就是生肝，肝陽只要一生發，就能夠助心火。要知道，木生火，火又可以生土，而土又可以生金……如此和諧循環、平衡，你便擁有了能夠保持身心自然、健康、美好的能量了。

　　大道至簡，在身體這個富有靈性的小宇宙裡，存在著你與世界一一對應的傳播資訊關係。你在運作自身這個小宇宙的同時，也要懂得如何去協和與自然界這個充滿著無窮力量的大宇宙的關係。只有這樣天人合一地平衡循環，你的靈性和能量才能實現最大的發揮，進而實現靚顏永駐，青春常在，一生幸福安康。

 趙老師養生答疑錄

Q：我聽說養生需要順應自然來調理自身，這是為什麼呢？

A：人和自然界乃至整個宇宙是相呼應、相對應的，人是由什麼構成的，在自然界都可以找到；自然界發生什麼變化，人體也會跟著發生什麼變化。人無時無刻不受自然界的影響，就像魚在水中，水就是魚的全部，水的變化一定會影響到魚，同樣自然界的所有變化都會影響到人，所以養生要順乎自然、隨四時而變，方能達到天人合一。

「氣血」和「火」，生命的兩大能量源

公司裡有一位女同事，大學剛畢業就過來工作了。小姑娘很聰慧，工作也非常努力，據部門經理說，她每天回家都加班到凌晨兩三點，業績當然也很不錯。可遺憾的是，這種狀態維持不到一年，小姑娘就請了一次很長時間的病假。部門經理以為她是想跳槽，可找她認真談了一次才知道，她是真的因為身體不好才請假。有一次我和幾位經理吃飯，這位部門經理跟我嘮叨起小姑娘總請假的事，還很費解的樣子說：「年紀輕輕的，身體怎麼那麼差呢？」我告訴他：「無論年歲大小，能量耗損過重都會病倒的。」

中醫指出，人的生命能量主要來自兩大途徑，一個是「氣血」，一個是「火」。「氣血」指的是一個人的正常能量；「火」則指人體儲存的能量，也就是我們透支體力時的能量來源。

所謂「氣血」，就是指氣和血。氣和血相輔相成，相互轉化，血的化生和運行要依靠充足的氣，同時血又是氣的載體，並給氣以充分的營養。因此，沒有氣的血是死血，比如說人死後身體很快變涼，就是氣耗盡了，儘管體內還有血存在。同樣，沒有血的氣是無法運行的，比如那些失血過多的人，很快從奄奄一息的狀態走到生命的終結。我們從出生開始，氣血能量就是一個不斷產生（身體的造血功能）、積累（肝臟的藏血功能），並伴隨著不斷消耗（所有生命活動的維繫）的過程。只要消耗小於產生，就會不斷積累。通常，我們各種生命活動所需要的能量都是由這些氣血來提供的，如前面說的那個小姑娘，一開始幹勁十足，也是因為氣血能量足。那麼，為什麼後來

又病倒了呢？這就需要說說我們身體裡的儲備能源——火。

當我們身體裡的氣血能量消耗大於產生時，氣血能量的累積就會減少，當這種累積減少到一定的程度，生命的所有活動就需要動用儲備的「火」了。仍以我們前面提到的那個小姑娘為例，她長期生活不正常，每天只睡很短的時間，持續不斷地消耗身體的氣血能量。不過因為她從小到大積累了不少的氣血能量，再加上身體還會不斷地產生新的氣血能量，所以沒有馬上出現疾病症狀。不過，隨著長期持續消耗能量，造成氣血入不敷出，所以最終就會出現透支，一場大病當然是免不了的。

有些常熬夜的女性朋友可能會說：「怎麼可能呢？我晚上熬夜的時候一點都不覺得睏，反而很興奮。明明是能量充沛的象徵啊！」沒錯，是有這種情況。但你是否聽過中醫裡的「心火過盛」和「肝火過旺」呢？晚上熬夜消耗太多的氣血能量，以至於動用了儲存在體內的「火」，要知道，這種儲備的能源，在剛剛啟用時會因為充足而「盛」和「旺」，你自然覺得有精神；然而一旦過了這種狀態，能量就會逐漸減少，甚至匱乏。熬夜後睡不著覺，第二天沒精神、氣色不好，都緣於此。正因如此，中醫裡常說：人體無火就沒了生機，人體上火就是消耗生機。

你一定還聽過這樣一個說法：母親決定孩子的一生。一點沒錯，有了能量，孩子才能健康地來到這個世界。而孩子最初的能量就是父母，尤其是母親，給的生命原動力。這種原動力被譽為人體的「生命之火」，決定著人一生的生命品質。

中醫裡還用「陰」和「陽」來代表這兩種能源，前者指儲存的「火」，後者指正常的氣血能量。「陰虛」是人體氣血不足到需要動

用儲存的「火」；「陽虛」是氣血略有不足；「陰虛火重」說明不但動用了儲存的「火」，而且還在大量透支；「陰陽兩虛」代表氣血能量和「火」都已大量虧虛，接近殆盡了。

總之，「氣血」和「火」作為人體生命活動的主要能源。能量充盈時，人體各方面都很平衡，不偏陰也不偏陽，不偏虛也不偏實。處在這種最健康的等級，女人會身材勻稱，臉色紅潤，脾氣溫和，有很強的防禦力量抵抗各種外來疾病侵入，因此不容易生病；能量低於充盈水準時，人體的抗病能力和疾病的侵入能力很接近，在伯仲之間，當有外來疾病侵入時，人體雖有抵抗疾病的能力，但會在各個器官發生激烈的戰事，而不像能量充盈水準的人那樣可以很快擊退疾病；能量處於透支水準時，只夠維持日常工作或活動的需要，一般疾病可以長驅直入。能量入不敷出時，人體會經常處於疲倦狀態，為了取得必要的能量，還會到肌肉等部位淬取能量。能量枯竭時，發生的疾病都會是非常嚴重的疾病，生命也會受到嚴重威脅。

 趙老師養生答疑錄

Q：我最近遇到的事情特別多，感覺總是心煩、口乾，不知道是不是上火了？怎麼降火比較好呢？

A：這應該是心火過旺。由於心為君主之官，心火又稱君火，統領著其他各臟器的火。如果心火過旺，其他各臟器的相火也就不再聽從指揮而隨便妄動，致人的精氣易耗易損，疾病纏身。解決這一問題，吃些苦瓜就可以了。

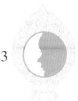

好女人都得「納天地之靈氣，吸日月之精華」

看看當今各類營養保健品，會發現有一個字最受寵，那就是——「補」，補氣、補血、補蛋白質、補維生素，等等。可事實上，這單單一個「補」字，蘊藏了巨大的能量學問。

很多朋友會說，「補」還不簡單，就是吃啊，不是有句老話說，「民以食為天」。人不吃東西，就好像沒油了的汽車，是跑不動的。確實，吃是補充能量的最直接途徑，「人是鐵，飯是鋼」說的也是這個道理。那麼我倒要問問你，如果面前有一盤二兩左右的炸雞腿，還有一盤二兩左右由番茄、紫甘藍等拼成的蔬菜沙拉，你覺得哪一個更補能量呢？恐怕大多數朋友會選炸雞腿。從熱量角度看，等量炸雞腿的熱量是蔬菜沙拉的20倍還要多，但是從健康角度看就大不一樣了。炸雞腿具有高膽固醇、高鹽分等特性，進入人體後會減緩人體物質代謝和能量代謝的速度，造成細胞缺氧，進而導致身體各部分工作的「動力」不足，因此它是影響身體健康的負能量。相反，蔬菜富含多種抗氧化成分，能幫助人體清除引發衰老的自由基，使細胞保持新鮮活力，而且還可以緩解肉類等負能量帶給身體的衝擊。看看那些只愛吃肉不愛吃菜的女性，多半會面部油份過多，一天幾張吸油紙都不夠用，而且還容易出很多疱啊、痘啊的。所以，補能量，吃好不如吃對。

雖然說「吃」對人體吸收能量至關重要，但這還不能作為女人所有能量的唯一來源。我有一位遠房親戚，人剛五十多歲，可身體還不如六七十歲的人好。有一次她風濕性心臟病發作，我去她家裡探望

她，她對我慨歎自己的人生說：「人不在窮富，一定要有個好身體。不過，這也要看天意。我這身子就是不爭氣，兒女們總擔心我的身體，每月給我很多贍養費不說，洗衣服、做飯、出門買東西還都給我雇了佣人。我整日簡直就像是老佛爺一樣被供奉著，可身體還是三天兩頭出毛病。這個心臟啊，不但好不起來，還越來越差勁……」聽著她話裡話外的悲涼，我不禁鼻子都有些發酸，不過也正是這些話，讓我幫她找到了問題的癥結。我說：「身體確實是可以越養越好的，是您的養法不太對路。」她一時間不明白我的意思，我只好詳細地講給她聽。

如果我們把手機放到一個能夠隔絕通訊信號的箱子裡，沒有了與外界交流的途徑，那麼資訊便無法傳送交流，再大品牌的手機也是廢物；一個人總整天把自己關在屋子裡，道理也是一樣的。雖然在屋子裡有吃有喝，什麼都不愁，但人體根本無法吸收大自然的能量。這種存在於天地、山水之間的無形能量，同樣是身體必需的。還拿我這位親戚來說吧，她總悶在屋子裡，很難呼吸到外界的新鮮空氣，很難直接沐浴太陽的和煦與溫暖，很難感受到美妙的鳥語花香，自然也很難給自己補上這些身心都需要的美好能量。心臟就是人體的泵，沒有足夠的能量，拿什麼啟動它呢？她的心臟一直不好，而且每況愈下，就因為總也補不上本來就需要又不足、來自大自然的能量。為什麼中醫裡總宣導春天宜去踏青，冬天再冷也該常散散步，說的都是這個道理。於是我建議這位親戚，讓兒女多帶她出去活動活動，如果兒女們工作太忙，自己可以在家門前的小院子裡種點花花草草什麼的，反正她家是一樓，很方便。後來她採納了我的建議。

時至如今，三年過去了，這位親戚已習慣每天收拾一下自己栽

的小黃瓜、番茄等簡單蔬菜作物，然後再澆澆花……這種半田間式貼近大自然的生活，不僅給她的心臟帶來了充沛能量，整個人也吸納了不少「天地之精華」。我今年再去探望她的時候，她整個人都精神抖擻，神采奕奕的，而且說話也不再像以前那樣有氣無力了，用中醫的話說，就是精、氣、神十足。

一個真正幸福的女人，一定是一個懂得如何給自己「補」能量的女人，從食物、從天地、從鳥語花香的大自然。

 趙老師養生答疑錄

Q：我是個金融業的女白領，工作非常忙，加班、熬夜幾乎是每天不斷，經常感到身心俱疲。照理說特別累的時候應該好好吃一頓，可我怎麼都不想吃呢？

A：「身心俱疲」其實就是身體在告訴你——我的能量不足了，我需要休息了。這時，如果繼續高強度地工作，只會使身體的能量更加匱乏，甚至殆盡，很多過勞死的社會精英就是很好的證明。你沒有食欲，說明你目前的狀態，僅靠吃東西是無法恢復身體充盈能量的，還需要相應的休息，即給身體一段能量調理恢復期。建議你注意飲食的同時更要注意休息，包括睡眠及日常放鬆等。

🌿 能量高的女人，不易老、不易病、韻味十足

　　我曾經在網路上看過一個帖子，標題是「召集令：形容女人好的辭彙集合」。我稍微瀏覽了一下，答案可真多——膚如凝脂、齒如編貝、目若朗星、亭亭玉立、蕙質蘭心、楚楚動人……。有趣的是，有一則回應不是給出誇讚辭彙，而是某個女網友表示：「如果能找到一種可以讓自己集這些美好辭彙於一身的方法就好了！」，孰料此言一出，其後跟帖無數，大多是說該女妄想、做夢一類的話。

　　我思考了很久，那些讚美女人的美好辭彙，當初不也是從女人身上歸納出來的嗎？只不過是從不同的女人身上歸納的而已。想集這些美好於一身真的是天方夜譚嗎？當研究完能量養生的理論後，我發現這本來就是可以實現的。那些所謂美好的辭彙，究其本質，其實就是一個高能量女人的外在表現。你可以觀察一個十幾歲尚未發育的健康小女孩，然後觀察一個二十幾歲正值青春的健康女子，最後再去觀察一個七老八十的健康老太太。你發現了什麼？小女孩和老太太都沒有那個二十幾歲風華正茂的女子漂亮、身材好、身體健壯、力氣大。而這一切的歸因，就是那位二十幾歲的年輕女子能量最高。

　　何止如此，一個真正高能量的女人，不僅外表讓人傾心，內在的生命力更令人羨慕——她們不容易衰老，不容易生病，總能活力四射！

　　科學研究顯示，女人之所以抵不過時間的消逝，出現皺紋、色斑、皮膚鬆弛、皮膚乾燥等衰老現象，就是因為細胞的能量不足了。要知道，隨著年齡的增長，女人體內自身的氣血能量和儲存的火都會

逐漸減少，這時如果沒有恰當及時的補充，就會入不敷出。於是，沒有足夠的能量補給細胞，沒有動力推動氣血順暢流動，沒有動力排除體內堆積的廢物與毒素，人自然就衰老了。相反，如果從內到外把機體所需要的能量補足了，好幾十歲的人看上去也會像二十幾歲那樣年輕漂亮，那些會保養的明星就是最好的證明。

　　女人能量高也比較不容易生病。人之所以會生病，大都是體內能量不足所致。當體內的氣血能量和正常的「火」打不過能夠致病的壞能量時，壞能量就會在身體裡肆虐作怪，引發各類病症。中醫裡所謂「病就是正氣與邪氣打架」，其實就是正能量與負能量的鬥爭。如果你體內的氣血能量足，生命之火也充盈且未發生異常，那麼疾病來侵襲的時候，你就可以兵來將擋水來土掩。生活中不少女性朋友抵抗力非常好，一陣流感襲來，很多人都病倒了，而她們卻毫髮無損，其原因就是體內的能量充足。

　　不僅如此，女人的活力也與高能量有不可分的關係。不難想像，一個女人無論多麼年輕漂亮，如果看上去沒精打采的，那麼她的吸引力一定會大打折扣，因為我們感覺不到她的活力。中醫裡，一個人的生命活力都是精氣神給的，而它們都是我們體內能量的不同表現形式。其中，「精」就是人體內的「精微物質」，是構成人體存在的物質基礎；「氣」是人體生理功能的「動力」，具有很強的活力；「神」是生命活力顯露於外的聲、色、形、態與情感表達。概括起來，「精」是物質能量，「氣」是營養物質轉化成生理功能所需的能量，「神」就是心理活動與生理活動所展現的能量狀態。一個人如果能量高，精氣神就足。生活中那些容光煥發、神采奕奕的女性，就屬於這類人；相反，像林黛玉那種看上去病奄奄的女性，明顯就是精氣

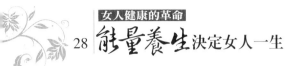

神不足，當然本質原因還是能量低。

　　一句話，能量不僅決定著女人生命的長短，還決定著女人生命的精彩。獲取有效的高能量，就是女人保健養生的關鍵所在。

趙老師養生答疑錄

　　Q：我母親今年還不到七十歲，而我姨媽今年都八十好幾的人了，但兩人在一起，母親顯得非常蒼老。請問我該如何給老人家保養一下呢？

　　A：人的衰老、生病等一切生命現象都是能量使然。建議您多方面綜合考慮，給老人家補補能量吧，包括飲食、運動鍛鍊、體質調理、心理調節等。

陰虛津虧、氣滯血瘀，是能量不足了

　　縱觀女性的一生，月經、結婚、生孩子、工作和生活壓力，都會耗損女人的能量。所以絕大部分女性都會有這樣或那樣的小毛病，甚至大問題。其中，總結起來多與陰虛津虧和氣滯血瘀有關。

　　有一次我和幾位中醫界的朋友一起喝茶聊天，說著說著就聊到了女人健康的話題，而且還成了當時最熱烈的話題。源起是一位朋友說他看過的數十位女患者，普遍都是陰虛津虧所致，如失眠多夢、頭暈眼花、腰膝酸軟、尿頻但量少、心跳偏快、心煩意燥、夜間盜汗、手

足心發熱、耳鳴、眼乾、鼻乾、口乾、喉嚨乾、便秘、皮膚粗糙、頭髮乾枯、月經不調，等等。他說現在的女性為了美，治標不治本，只是把眼光放在高檔化妝品和時裝上，忽略了滋養津液的根本，結果長期虧虛，直到病了才開始著急上火；另外一位老中醫覺得除了是陰虛津虧以外，氣滯血瘀也是女性出毛病的根本原因。他說他的很多女性患者，肌膚出問題的，心臟出問題的，月經閉止的，月經不調或痛經的，甚至是患了癌症的，都跟氣滯血瘀有關。氣血不暢，女人的夢想幾乎都成了零。

回家以後，我就在想，到底是什麼導致女人陰虛津虧和氣滯血瘀呢？同樣，我還是在能量上找到的答案。氣，是不斷運動著的具有很強活力的精微物質；血，基本上是指血液；津液，是人體內一切正常水液的總稱。從中醫陰陽理論來看，氣具有推動、溫煦等作用，屬於陽；血和津液，都是液態物質，具有濡養、滋潤等作用，屬於陰。氣、血、津液，是構成人體的基本物質，也是維持人體生命活動的基本物質。說得再具體些，它們是人體臟腑、經絡等組織器官進行生理活動的產物，也是這些組織器官進行生理活動的物質基礎。氣、血、津液的生成，以及其在人體內進行的新陳代謝，都依賴臟腑和經絡等組織器官的生理活動，而這些組織器官進行生理活動，又必須依靠氣的推動和溫煦，以及血和津液的滋潤濡養。因此，無論在生理還是病理的狀況下，氣、血、津液與臟腑、經絡等組織器官之間，始終存在著互相依存的密切關係。而能量，就是這一切運作及其間微妙聯繫的關鍵，也是推動這一切順利完成的動力。沒有了能量，氣不存在，血成死血，津液就是死水。

以當下中老年女性高發的冠心病及腦動脈硬化為例，在中醫裡，

這類病屬於胸痹、心痹的範疇。所謂「痹」就是不通，乃至阻塞，主要為氣機失調、津液虧損及氣滯血瘀所致。「痹」的根源就是能量不足，身體沒有足夠能量排除堆積在血管等處的垃圾，於是造成阻塞，也因如此，患者勞累或緊張時突然出現胸骨後或前區悶痛，或緊縮樣痛，並向左肩、左上臂放射；體力活動時有心慌、氣短、疲勞和呼吸困難；飽餐、寒冷、看驚險影片時有心悸、胸痛現象；晚間睡眠枕頭低時感到憋氣、需要高枕臥位；熟睡或白天平臥時，突然感到心悸、胸悶、呼吸不暢，需要坐起後才好轉。還有，醫生往往會提醒這類患者多喝水，尤其是在伏天，這是因為補充水分是補充人體津液的重要途徑，沒有足夠的津液來濡養並充盈血液，氣的運行就無法得到良好的承載，從而影響血氣能量的供應與運行，乃至影響全部生命活動。

很多問題看似複雜，但當我們究到其本質的時候，便會豁然開朗。陰虛津虧，氣滯血瘀，亦是如此，補對相應的能量，其所引發的容顏、月經等各類問題都迎刃而解了。

 趙老師養生答疑錄

Q：我最近皮膚變得非常粗糙，眼睛特別乾，喉嚨也特別乾，但並沒有感冒。您能替我解釋是怎麼回事嗎？又該怎麼辦？

A：如果這種狀態持續近一個月了，則是陰津不足。津液對女人來說非常重要，如果虧損，臟腑得不到潤澤、經脈肌膚得不到滋養，就會出現各種乾的症狀。建議您多補充水分，水具有很好的潤津補津作用。

做不生病的女人，就要驅逐邪氣、濁氣負能量

　　生病，就是身體的正能量打不過負能量了。從中醫的角度，這些負能量主要是邪氣和濁氣。你或許覺得同樣都是氣，怎麼分得這麼麻煩？哪些是邪氣，哪些是濁氣？下面我用一位朋友的親身經歷為大家解釋一下。

　　去年夏天，一位朋友帶著他的女兒，一起開著車到我家做客。那次，朋友這位一直被捧為掌上明珠的寶貝女兒穿得非常時髦——上身露臍小紗衫，下身超短裙，最下面赤腳穿著高檔涼拖。剛進屋的時候大家還有說有笑，可沒過多一會兒，她就開始嘔吐，還嚷嚷頭痛、胃不舒服。朋友當時非常焦急，跟我商量著說：「這麼突然，會不會是胃穿孔之類的？要不要趕快去醫院？」我安慰了他一下，又看了看他女兒的穿著，就問她：「來的時候是不是車裡吹冷氣了？」「那是肯定啊，這麼熱的天……」朋友急忙插了這「關鍵」的一句話，這下我更加肯定了自己的判斷——外邪犯胃，濁氣上逆，於是我給她拿了一瓶藿香正氣水，讓她趕快服下。我安慰她們父女倆不要著急，休息一下就好了，當時他們倆半信半疑，可休息了一下午，孩子就感覺舒服多了。朋友好奇地問我：「到底是怎麼回事？」我笑著說：「你女兒肚子露著，腳露著，還吹著冷氣，寒邪當然乘虛而入了。」為了讓朋友的女兒記住這次「教訓」，我又詳細地講了邪氣與濁氣這兩大致病的負能量。

　　中醫把一切病因統稱為「邪氣」，把人體防禦、抵抗疾病的能力稱為「正氣」，正氣不抵邪氣，即正能量打不過負能量，人就生病

了。通常我們所說的「邪氣」，主要指外邪，即來自身體外部的邪氣，所謂的「六淫」——風、寒、暑、濕、燥、火，就屬於這類。與外邪相對，人體內還有危害健康的「氣」，即內在的邪氣，我們稱之為「濁氣」，中醫裡有句話，叫「通過肺吸入自然界的清氣，呼出體內的濁氣」，其中，清氣中可利用的是氧氣，通過肺排出的濁氣則是二氧化碳。二氧化碳不僅可以透過肺經氣管排出，還可以透過胃經食道排出，和透過大腸經肛門排出。所以說，你打的「嗝」和放的「屁」，都是不同形式的濁氣。

再回到我那位朋友的女兒身上。肚子和腳直接暴露在空調的冷風下，來自空調的外邪——寒邪，便從這些部位侵入她的體內，把體內的正氣打敗了，於是侵犯胃。正常情況，當未受到外邪干擾時，胃腸裡的食物殘渣在細菌的作用下會產生大量二氧化碳氣體和氨氣等，即濁氣，是可以被正氣化解的。然而，當外邪打敗體內正氣的時候，正氣的「勢力」大大衰減，也就無法化解體內的濁氣了。於是，體外邪氣大肆「侵略」，影響體內能量正常運作；體內濁氣「恣意妄為」，沒有了約束便上逆。它相應表現出來的症狀就是頭疼、胃痛和嘔吐，而藿香正氣水，具有袪邪解表、化濁和胃的功效，正好能夠擊潰入侵體內的「外邪」，化解體內氾濫的「濁氣」，從而藥到病除。

就像人有好壞之分一樣，氣亦是如此。那些對生命有益的氣，如正氣等，就是好的「氣」，是身體需要、也必須擁有的正能量；那些對生命有害的氣，如邪氣和濁氣，就是壞的「氣」，是身體需要避開或者擊潰的負能量。著名醫家張仲景曾提出，養生保健的宗旨就在於「內養正氣，外慎邪氣」，就是在告訴我們，要想不生病，必須養足正能量，遠離負能量。

趙老師養生答疑錄

　　Q：人們常說「夏天一碗綠豆湯，巧避暑邪賽仙方」，請問這有科學依據嗎？

　　A：這句民間廣為流傳的健康諺語，是非常有道理的。在酷熱難耐的夏天，暑邪很容易盛行，侵入人體就會引發各類相應的病證，而綠豆性味甘寒，入心，胃經，具有清熱解毒之功效，所以是夏季補心安神、清熱解毒的佳品，更是預防夏季常見病的不二之選。

心靈能量足的女人氣質就好

　　請想像一下：如果你面前有一位相貌如花似玉的女性，但張口閉口都是粗話，動作也不雅觀，你會覺得她有氣質嗎？反之，如果你面前有一位相貌雖一般，但無論是言語還是動作，都綻放出不凡的氣質，你能說她不美麗嗎？

　　所以說，美麗的女人不一定有氣質，但有氣質的女人一定是美麗的。一個真正美麗的女人，就在於她不凡的氣質，而這不凡的氣質，是由她的心靈能量所決定的。

　　我一直都很喜歡看《魯豫有約》這個節目，該節目的女主持人、鳳凰衛視的當家女主持之一——陳魯豫，每次節目裡都用她非凡的氣

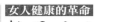
質感染著觀眾，她在工作中的表現也得到了專家學者和觀眾的一致好評。曾經在《魯豫有約》做客的嘉賓鄭淵潔就說，「我見到魯豫就知道怎麼說話了，她的親和力能夠影響我，讓我立刻找著了感覺。」對此，魯豫自己評價說：「作為一個主持人，我做得很好。」不得不承認，雖然身材上凸顯瘦弱的陳魯豫，從內心卻綻放出滿滿的自信，良好的親和力，十足的優雅，這些就是她獨特的氣質，是她強大心靈能量的展現，更是她獲得成功的要素裡非常重要的力量，也正因如此，陳魯豫不僅可以讓她主持的節目廣為人知，而且在整個過程中形成了「魯豫風格」，深入人心。

古時候有一句諺語說：「有心無相，相逐心生；有相無心，相隨心滅。」意思是：一個人的相貌會隨著他的心念善惡而改變。縱使他現在已經有了兇惡的面相，可是他卻經常起慈悲心，那兇相不久便會轉化為吉相；反過來說，縱使他現在滿臉福相，如果他不知行善積德，經常起貪愛和憎恨的念頭，那福相便會逐漸消失。因此，心是面相的樞紐，外表的一切都是內心的體現。

縱觀那些心靈能量高的女人，普遍擁有一種「光環效應」。她們通身散發著獨特的氣質，使自己看上去神采奕奕、明豔動人；她們總是高昂著頭顱，嘴角常掛著微笑，炯炯有神的雙目流動著光芒；她們的舉手投足是那樣幹練、優雅而有風度；她們即便沒有令人驚豔的姿容，卻能在人群中卓然挺立，吸引別人欣賞的目光。

對此，曾有不少女士問我：「心靈能量那麼飄緲了，到底該怎麼修練？」我告訴她們這是一種修行，是一條尋找真我的能量之路。我為她們推薦了三種修練的途徑，這裡也和所有女性朋友分享一下。

第一種途徑是靜坐。這裡的靜坐，說白了就是放下。放下你的想

法，放下你的顧慮，放下你對於外界和自身的一切關注。清靜無為，什麼也不去做，什麼也不去想。只有當自我完全放下的時候，本我才能完全展現出來，這時，你才能達到本我，尋找到心靈能量的本源。

第二種途徑是祈禱。這裡的祈禱與宗教的祈禱不一樣，是直面本我的一種方法。想要通過這條路來完成對於心靈能量的尋找，你需要保持一種虔誠的態度——既是對自我的虔誠，也是對本我的虔誠。這種祈禱類似於一種訴說，將你所有的一切思想和想法借祈禱的形式訴說出來，在自我的想法和判斷全被訴說出來之後，本我的一切也同樣會借由祈禱出現在你的世界中，順著這條路你就可以找到強大的心靈能量源起了。

第三種途徑是暗示。暗示為根植在我們潛意識中，並且通過潛意識影響我們的行為。這是心理學很常見的一種方法，是一種被主觀意願肯定的假設，雖然這種假設不一定有根據，但由於主觀上已肯定了它的存在，人的心理便會竭力趨向於這項內容。當認為自己是世界上最有氣質的女人時，你的潛意識會接受這個暗示，你也會不自覺地綻放出自己最好的一面，當然也包括主動地修飾自己，穿著得體，談吐高雅……堅持這樣做下去，慢慢的，你的心靈能量就會提升，你的氣質也會隨之發生質的變化，人們就會發現，現在的你竟然魅力四射！

美麗的容貌、時髦的服飾、精心的打扮，都能給人美感，但這種美只是膚淺的美，稍縱即逝，想要留住永遠的美，就要靠你的心靈能量。心靈能量足了，女人就有氣質，這種氣質給人的美感，不受年齡、時裝等任何外在修飾的限制。

趙老師養生答疑錄

Q：趙老師，我現在非常苦惱，請您幫幫我。客觀講，我長得絕對夠上中上等人，可無論是參加聚會，還是日常生活，我總是被忽略，而有些相貌平平的女生反倒是能夠引起大家的注意和重視。聽說這需要提升心靈能量，但我不知道自己是應該選擇祈禱好，還是應該選擇靜坐好？

A：想要擁有強大的心靈能量，祈禱和靜坐都是不錯的方法。在這個修練的過程中，你只要選擇一種適合自己的方法即可。如果你是一個內心安靜的人，那麼靜坐這種方法就非常適合你；如果你是一個內心浮躁的人，那麼祈禱這種方法就更適合你一些。

好女人就該像植物一樣氣韻生動

古往今來，多少文人墨客，都喜歡用植物來形容女人。說她們像藤，柔韌而情長，纏綿而執著；說她們像花，芳香四溢，溫婉清純，柔美可愛；說她們像樹，開枝散葉，寬容仁慈，高尚偉大；說她們像竹，怡靜嫻雅，月下輕舞，婆娑搖曳……

有一次，我去拜訪一位酷愛國畫的朋友，當時他剛剛畫完一池醉人的荷花，看得我忍不住叫「美」。誰料，他非讓我幫他配首詩，由於對這方面沒什麼研究，我只好推薦了自己比較喜歡的宋代周敦頤寫的

《愛蓮說》，算是過去這麼一「關」。然後我們倆開始一起欣賞著剛剛
收筆的畫卷，朋友突然問我：「你看這氣韻生動的荷花，像不像純潔高
貴的女子？」「別說，還真是很像。看那花瓣隨風搖曳，輕柔似水，
靈氣逼人。」我如實地說著自己的感受，朋友立刻得意地說：「這才
叫真正的『氣韻生動』，國畫的最高境界！」看朋友那開心忘我的樣
子，我的心裡有說不出的高興。他還給我講了很多植繪類國畫創作的
觀念和境界。國畫創作，講究主體與客體融合，人與自然統一，即哲
學觀念裡的「天人合一」，做到了這一點，才能達到「物我兩忘」的
境界。不過，要實現這一切，你所畫的植物必須「氣韻生動」，自然
地展現出植物的那些生命氣息。這裡所謂「氣韻」，是類似於氣功的
「氣」和中國哲學中的「玄」，是存在於作品之中，流貫於生生不息
的物質世界裡，同時又是屬於人的，體現人的內在生命和精神狀態的
律動，就像那幅醉人的荷花能讓我們聯想到楚楚動人的女子一樣。

　　這種氣韻，不只是藝術的內在，更是生命能量的內在。中國傳
統宇宙觀認為：「一陰一陽之謂道。」能量同樣也遵循著陰陽之道。
氣韻作為能量的一種形式，就是氣與韻，兩者既一分為二，又合二為
一。氣屬於陽剛，韻屬於陰柔，陽剛與陰柔合一，也就是陰陽結合，
剛柔相濟。生命就是這種陰陽的平衡，氣韻的自然流淌，只要氣韻
在，生命就有了色彩。理解這些，我們便不難理解為什麼人們總喜歡
用植物來形容各類女人了。

　　有的女人氣多韻少，即相對來說偏於陽剛，於是常被人們比作
臘梅，因為梅花樹皮漆黑而多糙紋，其枝虯曲蒼勁嶙峋、風韻瀟落有
一種飽經滄桑，具有威武不屈的陽剛之美。當然，只要這種偏頗不失
衡，女人陰陽能量的平衡仍然不會被破壞，就像梅花雖有陽剛之美，

但也不乏高貴而柔美的「韻」。像花木蘭那種征戰沙場的女中豪傑就屬於這類女子。

有的女人氣少韻多，即相對來說偏於陰柔，於是常被人們比作蓮啊、草啊一類的植物。曹雪芹在《紅樓夢》裡就將林黛玉寫成「西方靈河岸上三生石畔，有絳珠草一株，受天地精華，復得雨露滋養，遂得脫卻草胎木質，得換人形，號絳珠仙子……」恐怕很難再找到比絳珠草這類植物更適合形容黛玉那種柔情似水的女子了。不過，與正常陰柔型女子不同的是，林黛玉的氣太少了，以至於無法維繫生命能量系統的陰陽平衡，因而尚未續完那段美麗的因緣便隕去。

有的女人氣與韻持平，即陽剛與陰柔基本均衡。生活中，人們常喜歡用「上得廳堂，下得廚房」來形容要柔能柔，要剛則剛的女子，其實就屬於這類人。很多人都喜歡用牡丹花來形容她們，因為牡丹嬌美秀豔、豐厚秀潤，且葉茂枝繁，輕舞飛揚，盡顯雍容華貴。

不僅如此，植物生動的氣韻似乎還與女人的一生密切相連。女人從出生、上學、畢業、工作、結婚、生子、衰老……這個過程，就像植物從剛鑽出地面兩片嫩黃的芽瓣，每天在陽光雨露下綻放著幸福的笑容；然後旺盛地長高、拔節、成熟、開花、結果……而在這個漫長的生命歷程中，植物的氣韻不斷生動地變化著，傳遞著；女人的氣韻同樣不斷生動地變化著，繁衍著。於是，總有那耀眼的花紅柳綠裝點著地球，不斷地製造著大自然的美；總有那生生不息的生命在人類中代代傳遞，讓人類這個種族與地球相依相愛。

所以，生動的氣韻，就是勃勃的生機，就是巨大的生命能量。無論春夏秋冬，無論日出日落，好女人，你就該把握住生命的能量脈搏，提升你的能量，像植物一樣氣韻生動地去生活。

趙老師養生答疑錄

Q：我剛上大一，按理說身材並不是很瘦弱，但同學們總笑我是「落秧的茄子沒長開」，一點都不像別的女生那樣陽光？我該怎麼辦呢？

A：如果你的身材、體重、五官等都發育正常，同學還這樣說你，我認為是你的氣韻不夠生動，沒有很好地展現出你自己。你要學會給自己補充能量了，一方面是身體上的，如讓你的面色煥發光彩等；一方面是心靈上的，如把你的自信、積極、陽光等好的能量全部調動起來。相信做到這些，你的同學不但不會再笑你，也會更願意和你在一起了。

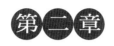

第二章

洞悉能量盛衰節律，
安度女人一生的「七道坎」

　　歲月交替，時光流轉，自然界的萬事萬物都遵循著自身的生長週期和發展規律，人類也不例外。《黃帝內經》說，「七」是女人生長發育的定數，每經過七年，女人的身體就會在能量上有一次顯著的變化。這也是為何人們常說女人一生有「七道坎」，即一七、二七、三七、四七、五七、六七和七七。只有按照這個自然的節律進行保健養生，女人才能得到最妥貼的呵護。

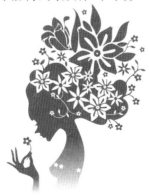

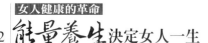
「一七」補足腎氣，開啟女孩一生好運勢

有一次，一位年輕朋友帶著妻子和女兒到我家做客。聊天的過程中，我擔心小女孩一個人會覺得無聊，便拿了些糖果給她。孰料，朋友的妻子可「嚇壞」了，立刻阻止說：「千萬別給她糖吃，正換牙呢！」「是嗎？今年多大了？」我順勢問了句，朋友答道：「六周歲，虛歲七歲，開始換牙了，我們對她的飲食非常慎重。不過說起保健，你最在行了，不如給我們一點好的建議吧？」「你又抬舉我！『最在行』倒是談不上，但女孩在七歲時的保健，卻是關乎一生的。」「瞧瞧，還說『不在行』，從換牙都扯到一輩子了。」朋友用故意調侃的腔調說。「不信嗎？那我可要搬出中醫的老祖宗了。」於是，我開始跟他們聊起了《黃帝內經》中關於女人生命節律的內容。

《黃帝內經 素問 上古天真論》裡講：「女子七歲，腎氣盛，齒更髮長。」是說女子在六周歲（七虛歲）時會出現一個顯著的生理變化：腎精化生腎氣，開始推動女子的生長發育。其中，非常典型的徵象就是乳齒開始掉了，換上恆齒。同時，牙齒是我們身體骨骼的一部分，而「腎生骨髓……在體為骨，在臟為腎。」這就告訴我們，牙齒好不好，與腎密切相關。當然，還有一個更深層的含義——女孩若想順利完成接下來的生長發育，先要通過「一七」這個坎兒，即必須養好腎。

腎氣是人體生命活動的動力來源，就好比小樹要想茁壯成長，沒有足夠的能量怎麼行呢？我們不妨看看週遭那些被稱為「黃毛丫頭」的小女孩。中醫認為「腎其華在髮」，腎精沒有推動女子生長發育

時，她就會頭髮萎黃稀少，但是，腎精一旦開始「行動」，她的頭髮就變成烏黑的了。所以補足了腎氣，「黃毛丫頭」也會變成秀髮烏黑亮澤的小美女。更為嚴重的是，腎氣嚴重不足，不僅會影響孩子的生長發育，還可能導致孩子智力低下。所以說，在小女孩七歲的時候，補足腎氣關係到一生的運勢。

中醫指出，黑色入腎，即黑色食品是補腎的黃金食品。對於七歲之前的女孩子來說，黑芝麻是補腎之佳穀，而且對養肝還有不小的作用。黑芝麻又稱胡麻、油麻、巨勝、脂麻等，其味甘、性平，入肝、腎、大腸經，具有補肝腎、益精血、潤腸燥的功效。所以關心女兒成長的家長，不妨在閒暇之餘給孩子做點黑芝麻糊。可以到超市或菜市場買些黑芝麻，回家後洗淨瀝乾水分，然後放入烤箱150度，烘烤10分鐘左右（沒有烤箱放入鍋中用文火炒熟也是一樣）。再將烤熟的黑芝麻放入食品攪拌機中打成粉末狀，盛到碗裡備用，如果一次弄多了可以放入瓶中密封保存。接下來再取相當於芝麻粉一半量的糯米粉進行炒製，糯米粉放入鍋中用文火炒熟至顏色變黃，備用，也可以一次炒多一點，放入密封容器保存。最後將炒製好的黑芝麻粉、糯米粉和糖（根據孩子情況適量即可）用沸水沖調，給孩子吃，既可以補益肝腎，又易於消化。我把這個好方法傳授給了朋友和他的妻子，他們兩口子都覺得這樣做太簡單了。其實，很多保健養生的方法都是很容易的，關鍵就在於我們是否發掘它，運用它。

當然，給孩子補腎，除了要有針對性地吃些黑芝麻糊等黑色食物，還應注意在某些飲食方面有針對性地控制。比如小女孩普遍都喜歡吃甜食，但「味過於甘，心氣喘滿，色黑，腎氣不衡」，即吃過多的甜食是會損害腎的，所以要節制。再有，小孩子普遍比較喜歡吃冰

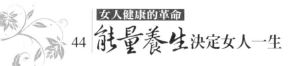

品、喝冷飲，這對腎陽傷害同樣是很大的，也需要節制。

趙老師養生答疑錄

Q：我女兒現在15個月大了，但只長了兩顆牙。孩子飲食應該沒什麼問題，吃的也不少。這是怎麼回事呢？對孩子生長發育有影響嗎？我們該怎麼辦？

A：一般情況下，女嬰兒會在6～7個月時開始長出乳牙，但具體出牙的情況與嬰兒的腎有著密切的關係。腎氣充足，牙齒會按時生出，並且堅固；反之，則容易晚出、生長不齊或稀鬆脫落。對此，要給寶寶補補腎氣了。

「二七」調和任沖二脈，靜享青春期美麗綻放

成為一個豐盈漂亮的美女，幾乎是每個青春期女孩所嚮往的事，但要實現這一理想，我們就不得不從女人一生的第二道坎兒——二七，說起了。《黃帝內經》裡有「二七天癸至，任脈通，太沖脈盛。月事以時下，故有子。」說的是女孩發育到14歲，促進與維持男女性機能的徵象開始出現了，此時任脈暢通，太沖脈盛大，女孩子有了月經初潮，具備了生育的能力。

說得再透徹些，腎氣是腎氣化功能的動力，在人的生命過程中始微漸盛；天癸是人體發育到青春期所具有化生月經功能的腎氣，即維

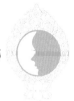

持女人月經和胎育的物質。沖、任二脈氣血充盈，是女性生理活動的基本物質基礎，只有這二脈的功能正常，女孩子在青春期才具備生育的能力，才會身體健康，皮膚細膩、白嫩。如果任沖二脈的氣血難以充盈，女人就會出現面部晦暗、無光澤、月經不調等情況。

從名字來看，任脈的「任」字，有擔任、任養之意，作為奇經八脈之一，任脈與督、沖二脈皆起於胞中（生殖系統器官的集中之地），同出「會陰」，稱為「一源三岐」。就其循行分佈部位，任脈起於小腹，下出會陰，向上經過陰毛部，沿著腹內，向上經過關元穴到達咽喉部，再由面部到達眼睛下方。它主要是「任維諸脈」，特別是承任諸陰經，故稱為「陰脈之海」，具有調節全身諸陰經氣血、促進女子生殖功能的作用。也正因如此，中醫裡才會有「任主胞胎」一說。

沖脈，其中「沖」是沖要的意思。沖脈的循行路線有五條：從小腹內部淺出於恥骨外二寸的氣沖穴，與足少經腎經併合上行（任脈外一寸），抵胸中後彌漫散佈；沖脈自胸中分散後，又向上行到鼻；脈氣由腹部輸注於腎下，淺出氣沖，沿大腿內側進入膕窩中，經脛骨內緣，到內踝後面，達足底；從脛骨內緣斜下行，到足趾上，分佈於足大趾；由小腹的胞中；向內貫脊，循行於背部。這是一個很了不起的經脈，能調節人體十二經的氣血，當經絡臟腑氣血有餘時，沖脈能加以涵蓄和貯存；當經絡臟腑氣血不足時，沖脈能給予灌注和補充，以維持人體各組織器官正常生理活動的需要。換句話說，五臟六腑得以正常工作，都需要稟受它的氣血濡養。因此，沖脈又有十二經脈之「海」、五臟六腑之「海」和「血海」之稱。

而太沖脈，「太」是盛大的意思。就其循行路線，目前諸多學者

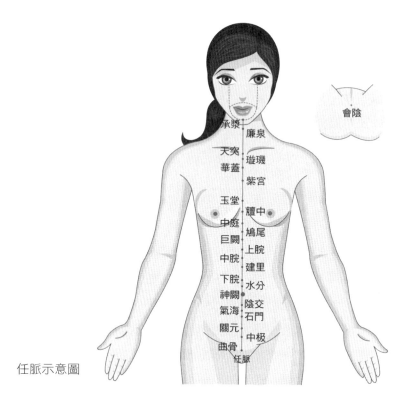

會陰

承漿
廉泉
天突
璇璣
華蓋
紫宮
玉堂
膻中
中庭
巨闕
鳩尾
中脘
上脘
下脘
建里
神闕
水分
氣海
陰交
關元
石門
曲骨
中极

任脈

任脈示意圖

均採用王冰的觀點：「腎脈與沖脈併，下行循足，合而大盛，故曰太沖。」這就告訴我們，太沖脈是沖脈的下行支，大部分併於足少陰腎經。在併行部分的經脈中，足少陰腎經之氣由下而上行，太沖脈之氣由上而下行，這種相反循行是沖脈氣血滲諸絡，溫肌肉的根本原因。正因如此，天癸到來的時候，女人不僅月經來潮，且肌肉強壯，關節滑利。而月經失調的女性，很多都會腳部冰涼，膝蓋後的凹陷處熱，甚至有些人還會腳踝腫脹。當七七天癸衰竭的時候，女人不僅斷經不能受孕，肌肉也會出現萎軟，關節僵硬，甚至關節腫痛的現象。

　　任沖二脈的「通」與「盛」，對青春期女孩的成長和發育有著至關重要的作用。想要安度一個陽光、美麗的青春，女孩就要好好調

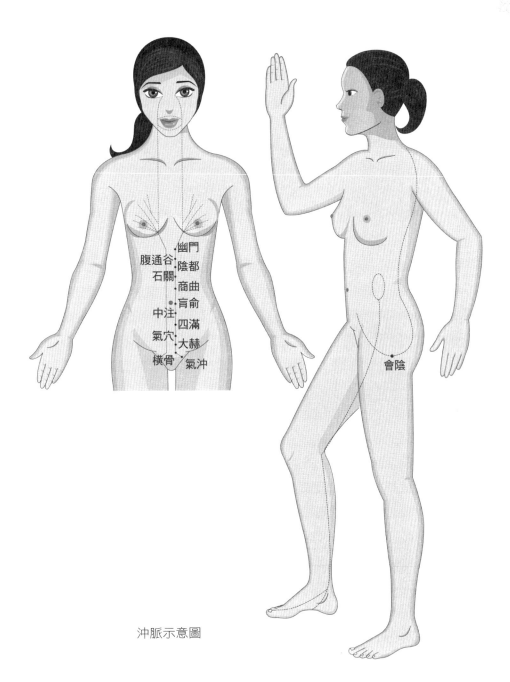

幽門
腹通谷　陰都
石關　商曲
　　　肓俞
中注　四滿
氣穴　大赫
橫骨　氣沖

會陰

沖脈示意圖

理、善待這兩條重要的經脈。對此，熬些四物湯來調理身體再合適不過了。該方子由張仲景《金匱要略》書中「芎歸膠艾湯」加減參合而成，備受歷代醫家所推崇。你可以到市面上買直接配好的四物湯，也可以自己到中藥店抓當歸、熟地、川芎、白芍各10克，回來自己熬。具體做法非常簡單，將四味藥加入適量的酒，再加水煎煮。煮的時候用中等大小的飯碗裝4碗水，煮到只剩一碗水的量，就代表熬好了。早晚空腹飲用即可。不過，用四物湯調理任沖二脈虛損是最基礎的方子，如果青春期的女性還存在體質或其他方面需要調理的問題，最好請中醫師調整一下劑量、比例和與其他藥物的配伍。

 趙老師養生答疑錄

Q：我女兒今年15歲，家裡環境不錯，她特別愛吃肉，也很能吃肉。照理說應該身體不錯，可每次經期都嚷嚷自己全身發軟，帶她去醫院檢查，也沒查出什麼毛病。後來朋友推薦給她喝四物湯，但孩子任性，覺得不好喝，喝了一次就再也不喝了。請問這四物湯能不能跟其他東西搭配一下呢？

A：您女兒的症狀多半是沖、任二脈虛弱所致。這二脈虛損，女孩普遍表現為腰膝無力、眩暈、脈沉遲或細弱。她愛吃肉，您可以用四物湯來燉雞（或排骨），把當歸、川芎、白芍、熟地按比例（通常等比例即可）洗淨後裝入過濾紗袋中，和去皮的雞（或處理好的排骨）一起放入鍋中燉。先以大火燒至水滾，後改用文火慢燉，煮至雞肉熟透後起鍋。這樣燉出來的四物湯味道很好，又不會有很重的中藥味。

「三七」補益結合，迎接一生中最美好的時光

　　近些年，想必很多人都聽過這樣一個流行的觀點：一個女人如果用自己二十幾歲的美好時光，陪一個男人度過了他一生中的二十幾歲，那麼這個女人是絕對值那個男人去珍惜和呵護。因為，二十幾歲是男人一生中最暗淡的時候，卻是女人一生中最美好的時候。

　　一點都不錯，21～28歲是一個女人一生中最美好的時光，即《黃帝內經》中的「三七」。這個階段的女人，不再是青澀的少女，而是「腎氣平均」、「真牙生而長極」的熟女了。她們的身體發育基本成熟了，長出了智齒，完成了乳房與骨盆的發育，同時身高也停止了增長。她們的身材，可以說是一生中最為曼妙動人的。

　　不過，在這個本該最美好的階段，女人能不能真正享受到這種美好，就由自己的腎說了算。腎動力充足，「三七」的女人才能夠秀髮亮澤、身材挺拔、氣質出眾。反之，這時的女人就會受到發育不良的困擾──身材瘦小，乳房也會發育不全。那些年輕的「太平公主」就是最好的證明。如果腎動力嚴重不足，女人不僅會失去本該擁有的美麗和優雅，還會出現耳鳴、腰膝酸軟、脫髮、記憶力減退、早衰等嚴重問題。所以說，這個時期的女人養腎，不僅要補損，還要增益。

　　多年前，我從一位中醫朋友那裡，認識了一種叫做「膃肭臍」的藥物。當時他在給一個大概二十五六歲的年輕女子看病，我就在一旁等他。沒多久，朋友診完病給那個女子開了一個藥方，可那個女子似乎一臉疑惑，問藥方怎麼那麼怪。我上前看了一眼，也覺得很奇怪，於是就隨口問了一下是什麼藥？朋友笑了笑，對我們倆說：「這個又

叫『海狗鞭』，一種補藥。」

　　其實，海狗鞭作為一種中藥，在我國很早便是一種重要的補腎良品。據《海藥本草》、《開寶本草》、《本草綱目》等書籍中記載，歷代皇親國戚把海狗鞭奉為「補品中之極品」，大藥店把它作為「鎮店之寶」。據史料記載，漢朝時期在中國渤海尚有少量海狗繁衍生息。有「智聖」之稱的東方朔將海狗鞭獻給漢武帝，漢武帝服用後自感進補效果百倍於鹿鞭、虎鞭，龍顏大悅。自此，漢武帝就將海狗鞭視為宮廷至品，詔令天下進貢。

　　為什麼海狗鞭會有如此神奇的補腎效果呢？看看海狗的生活習性就知道了。海狗多以捕食鱈魚和鮭魚為生，白天在近海遊弋獵食，夜晚上岸休息，除繁殖期外，無固定棲息場所，捕獵一次需走1000公里的路程。每年的春末夏初，海狗進入繁殖季節。一般一頭雄海狗要和15～60頭雌海狗交配。在長達70天的時間裡，雄海狗不吃不喝，每天要和雌海狗交配30次，每次持續15分鐘。如此強勁的生命活力，也難怪海狗鞭的補腎效果這樣神奇。

　　目前，市場上含海狗鞭的保健產品很多，大家在選購的時候除了要選正規品牌，還要注意相應的服用方法及注意事項，如年齡階段與服用的量、時間、次數等。只有在恰當的時間補對恰當量的東西，才是正確的「補」，有益的「補」。

趙老師養生答疑錄

　　Q：我是一名26歲的白領，按理說是一個精力充沛的年齡，可身體看上去卻弱不禁風，精神也不足，再加上工作很忙，只能靠咖啡提神，晚上回家更是疲憊不堪。您看怎麼補補好呢？

　　A：從年齡上看，您確實處於一個精力充沛的年齡，但實際上一個人精力充沛與否，不是由年齡決定的，而是由你的腎動力決定的。身體羸弱、經常疲憊，我判斷你的腎動力並不充足，可以考慮服用一些能增強腎動力的食品，如含海狗鞭的保健品等。再有，你要控制咖啡的飲用量，因為腎主水，體內所有水液的升清降濁都是由它來調節的，而咖啡具有利尿的作用，會破壞腎的正常功能，所以最好不要總喝咖啡。

 ## 「四七」養腎保肝，把握優生優育好時期

　　懷孕幾乎是每一位女性最期待、最渴盼的幸福時光。一個可愛的小寶貝，是男女雙方愛情的結晶，不僅可以為家庭增添許多快樂，而且會增強夫妻之間的感情。可是，怎樣才能生一個既聰明又健康的寶寶呢？

　　就像植物開花結果的時候，不僅需要維繫自身正常生長的能量，還要有足夠的能量供給花和果。女人懷孕生子亦是如此，也應該選在

身體狀態最佳、能量最充足的時候，只有這樣，才能保證自己生產順利，保證寶寶健康茁壯。

《黃帝內經 素問 上古天真論》指出，女人「四七，筋骨堅，髮長極，身體盛壯」。也就是說，女人在28歲的時候身體基本發育完成了，腎氣充盈，所以筋骨變得強壯，頭髮也亮澤濃密。確切地講，女人在這個時候身體能量狀態達到最高峰。如今，很多都會女性都過30歲以後才要孩子，她們幾乎很難實現正常生產，多半需要選擇剖腹產，而且生完孩子便發現，自己的身體很難恢復，即便恢復了也需要很長的時間，而且照顧孩子明顯感到精力不夠用。其實，這都是因為女人過了28歲，身體能量開始走下坡的原因。

所以「四七」孕育生子，既是對女人自己生命的最大護佑，又是對孩子優生優育的能量保障。不過，雖然這是女人能量最旺盛的時期，但如果想要成功懷孕，並生出一個健康的寶寶，女人還要懂得保持這種最佳的能量狀態。一般來說，這個時期的調養應從充盈腎氣和疏肝理氣兩方面著手。

中醫認為，源於腎氣又受腎氣滋養的天癸是女人能否生子的先決條件。腎氣不足，天癸就會失調，進而導致女人無法懷孕。這裡為大家推薦兩式腰部按摩，可以讓你的腎氣輕鬆旺起來。

第一招：兩手掌對搓至手心發熱，分別放至腰部，手掌貼皮膚，上下按摩腰部，至有熱感為止。可早晚各進行一遍，每遍約200次，具有補腎納氣之功效。

第二招：兩手握拳，手臂往後用兩拇指的關節突出部位，自然按摩腰眼，向內做環形旋轉按摩，逐漸用力，以至酸脹感為好，持續按摩10分鐘左右。早、中、晚各一次，能有效防治即將步入中年女性因

腎虧所致的慢肌勞損、腰酸背痛等症。

除了腎氣不充盈外，肝氣鬱結同樣會影響女人孕育生子。因為肝「主疏泄」，一方面維繫肝臟自身的生機，另一方面調節人體氣機的順暢。如果肝氣出現鬱結，女人的輸卵管就會出現阻塞不通。現實生活中，有不少28妙齡的女人，脾氣很大，氣量狹窄，或者經常心情憂鬱，均會造成肝氣鬱結，結果想要孩子的時候，不知不覺陷入不孕的困境，所以，疏肝解鬱對女人懷孕同樣至關重要。

這裡，我要為大家介紹一款柴胡粥。中醫裡，柴胡性涼、味苦，具有和解退熱、疏肝解鬱、升舉陽氣的作用。做法是：取柴胡10克，大米100克；將柴胡擇淨，放入鍋中，加清水適量，水煎取汁，加大米煮粥，待快熟時根據自己的口味調入適量白糖，再煮一、二沸即成，每日1～2劑，連續3～5天即可。這粥，不僅味道不錯，還適用於肝鬱氣滯所致的胸脅乳房脹痛、月經不調、痛經、臟器下垂等。平時在家閒暇之餘，不妨一試。

 趙老師養生答疑錄

Q：我今年剛好27歲，和先生打算生寶寶，聽說生孩子要選在最佳年齡、最佳季節，怎麼這麼複雜呢？

A：一點不錯，生孩子就是要選在最佳年齡、最佳季節。根據《黃帝內經》記載，女人在28虛歲是生孩子的最佳年齡，那時能量狀態最佳；至於最佳季節，《黃帝內經》說，春天和秋天是女人氣血最旺盛之時，氣血一是從外邊往裡走，一是從裡邊向外走。如果要孩子的話，這兩個季節是難得的好時候。

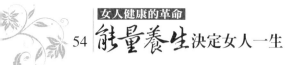
「五七」增強陽明脈，腸胃一調通體康泰

　　女人很怕男人問及年齡，尤其是步入中年以後，我就有一次非常深刻的體會。

　　一次參加朋友舉辦的聚會，吃完飯大家便坐在一起閒聊，或許是「累」這個字眼比較流行，很多人都在討論這個話題，其間，好朋友的一位女同事讓我印象非常深刻，她一直喋喋不休地說：「這兩年也不知道怎麼了，工作上更輕鬆，孩子上學後也不用多操心，可明顯感覺精力不足。」「我以前一餐一碗飯，現在只能吃下半碗，連水果吃得也沒以前多了。」她這樣一句接一句地說，大家不時地附和著。或許是看我不怎麼做聲，好朋友故意把話題拋到我這邊：「老趙，你別光聽，給大家講講。」於是，我就問那位女士：「你所說的精力就是人體能量的一種表現形式，人體的能量是隨著年齡成節律性變化的。不知道是否方便問一下您的年齡？」說出這話的時候，心裡還在擔心會不會觸怒人家，不過慶幸的是，她先是頓了一下，然後笑了笑說：「我呀，今年剛剛35，雖然人在中年，但我有時都懷疑自己的身體處於老年！」周圍的朋友聽了不禁哈哈大笑。「你可別小覷這個『剛』字，雖然是中年的起點，但35歲是女人生命週期裡的一道坎兒。」於是我就斗膽在「眾目睽睽」下講起了女人一生的第五道坎兒——「五七」。

　　《黃帝內經》說，女人「五七，陽明脈衰，面始枯，髮始墮。」也就是說，女人步入35歲後，手陽明大腸經和足陽明胃經便開始衰弱，臉色開始發黃，也會產生脫髮的情況。那位女士忍不住插話問

道：「這麼說中年衰老都是那兩條經絡所致？」我解釋道：「不是有句俗話說『人老胃先老』嗎？『六經為川，腸胃為海。』人體的三陰經合三陽經如涓涓細流，而胃腸經脈，即我們常說的手陽明大腸經和足陽明胃經，是彙集這些細流的大海。」「那該怎麼養呢？」看她那急切的樣子，我趕快把話題切入到女人「五七」時的保健養生中來。

手陽明大腸經起於食指末端的商陽穴，沿食指橈側，通過合谷、曲池等穴，向上會於督脈的大椎穴，然後進入缺盆，聯絡肺臟，通過橫隔，入屬於大腸。

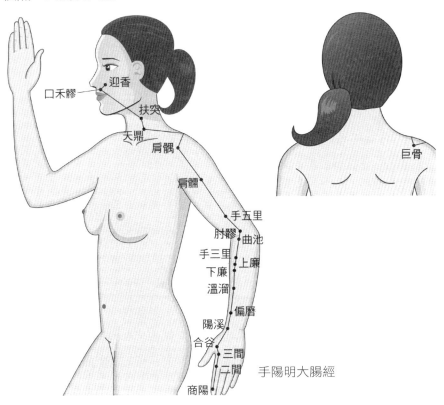

手陽明大腸經

「循行所過，主治所及」，是說經絡從哪裡經過就能治哪裡的病。因此，從大腸經的循行路線我們可以看出，肺和大腸都與大腸經關係密切，所以疏通此經，氣血就可以預防和治療呼吸系統及消化系統的疾病。在不少人眼裡，肺和大腸看起來是毫無關聯的兩個內臟，其實它們通過大腸經互相聯繫、互相影響；也就是說，肺與大腸相表裡。這裡所謂的表裡，指一種內外關係，就好像夫妻，丈夫在外邊忙著的時候，妻子就應該把家裡的事務管理好，丈夫如果在外面特別忙，那妻子也相對比較忙。肺為裡，為妻；大腸為表，為夫。

大腸經當令的時間是早上5～7點，即大腸經這時候運行最旺盛。步入中年的女性朋友，在這個時候按摩大腸經效果最好。大腸經很好找，你只要把左手自然下垂，右手過來敲左臂，一敲就是大腸經。敲時有酸脹的感覺。

再說足陽明胃經。它是人體前面很重要的一條經脈，也是人體經絡中分支最多的一條經絡，有兩條主線和四條分支，主要分佈在頭面、胸部、腹部和腿外側靠前的部分。

從胃經的循行路線可以看出，與胃經關係最為密切的臟腑是胃和脾。脾胃是人體的後天之本，每個人出生以後，主要依賴脾和胃以運化水穀和受納腐熟食品，化生氣、血、津液等營養物質，從而使全身臟腑經絡組織得到充分的營養，維持生命活動的需要。

每天早上7～9點胃經當令，這個時辰其經氣最旺，是按摩的最佳時機。敲打胃經時，要從鎖骨下，順兩乳，過腹部，到兩腿正面，一直敲到腳踝，可稍用力。面部的供血主要靠胃經，所以顏面的光澤、皮膚的彈性，都由胃經供血是否充足所決定。只要堅持敲打胃經，很快就會有改觀。

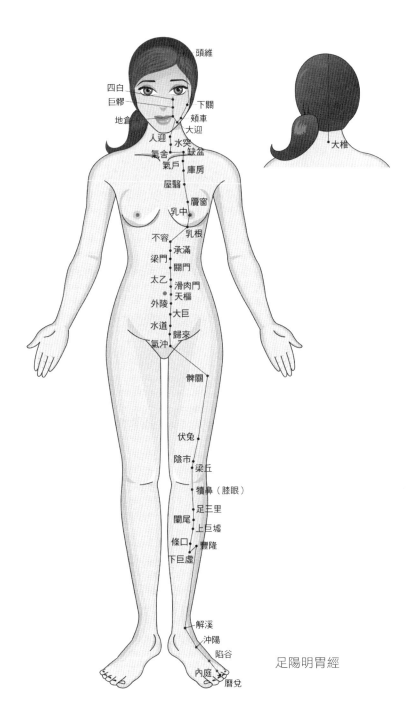

頭維

四白
巨髎
地倉
人迎
氣舍

下關
頰車
大迎
水突
缺盆
氣戶　庫房
屋翳
膺窗
乳中
乳根
不容
承滿
梁門　關門
太乙
滑肉門
天樞
外陵
大巨
水道
歸來
氣沖

大椎

髀關

伏兔
陰市
梁丘
犢鼻（膝眼）
足三里
闌尾　上巨墟
條口　豐隆
下巨虛

解溪
沖陽
陷谷
內庭　厲兌

足陽明胃經

趙老師養生答疑錄

Q：我今年快40了，以前身體很棒，沒什麼問題，可這兩年食欲明顯不如以前，去醫院沒查出來什麼毛病，但感覺飯吃不下，人也老了很多。請問這該怎麼辦？

A：從人體能量盛衰的節律來看，女人一過35歲，身體確實要走下坡了，這主要是手陽明大腸經和足陽明胃經開始衰弱所致。對此，你不妨在早上5～7點與7～9點兩個時段，分別對手陽明大腸經和足陽明胃經進行敲打按摩，當然也可以請家人協助進行，相信堅持一段時間後，你的身體就會大大改善。

「六七」每天搓搓臉，三陽脈旺盛人就不枯萎

都說女人最怕被說「老」，起初我還不信，直到有一天我去財務室聽到兩位女同事喋喋不休的抱怨。那天，我剛進財務室，就看見兩位坐對桌的小張和小趙都一臉憤怒，本來我還以為是她們倆吵架呢，孰料竟是因為類似的經歷點燃了兩人共同的憤怒。小張早上去買早餐，遇到了一個不太會說話的店員，被人家稱了「大嬸」，結果氣得掉頭就走，到了辦公室還邊整理文件邊抱怨道：「現在的年輕人真不像話，我還沒到七老八十呢，居然叫我『大嬸』，聽著就有氣。」「你生什麼氣？我上次買菜遇到的那個小夥子才叫人生氣呢！他上來

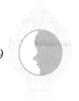

就稱呼我『大媽』，你說，我還能買他家的東西嗎？做生意也不用用腦子！」小趙接過話柄，將憤怒更提高了……

其實，說句公道話，她們倆確實沒多老，實際年齡一個42、一個44，很典型的中年女性；但再說句公道話，女人一過42，也真就不再那麼年輕了。《黃帝內經 素問 上古天真論》說：「六七，三陽脈衰於上，面皆焦，髮始白。」旨在告訴我們，女人到了42歲，手三陽經脈（手陽明大腸經、手太陽小腸經和手少陽三焦經）和足三陽經脈（足陽明胃經、足太陽膀胱經和足少陽膽經）開始衰弱，表現在頭部就是面容黯淡發黃，頭髮開始變白。這也是為何女人一到40多歲就看上去皮膚粗糙、髮質也不好，而且還有銀絲。說到這裡，你可能會有些恐懼——「六七」這個坎兒太可怕了！其實根本沒必要那麼擔心。

如果你在生活中稍微留意一下便會發現，現在有很多女人，雖然年屆40，依舊看起來很年輕，時常還可獲得「美女」稱呼。這其中的奧秘，就在於調養三陽脈。

關於手陽明大腸經和足陽明胃經，我們前面已經介紹過了，這裡再向大家介紹一下另外四條大經脈。

手太陽小腸經的循行路線從小指的外側向上走，沿著胳膊外側的後緣，到肩關節以後向脊柱方向走一段，然後向前沿著脖子向上走，到顴骨，最後到耳朵。

手少陽三焦經的循行路線從無名指末端開始，沿上肢外側中線上行至肩，在第七頸椎處交會，向前進入缺盆，絡於心包，通過膈肌。其支脈從胸上行，出於缺盆，上走頸外側，從耳下繞到耳後，經耳上角，然後屈耳向下到面頰，直達眼眶下部。另一支脈，從耳後入耳中，出走耳前，與前脈交叉於面部，到達眼外角。

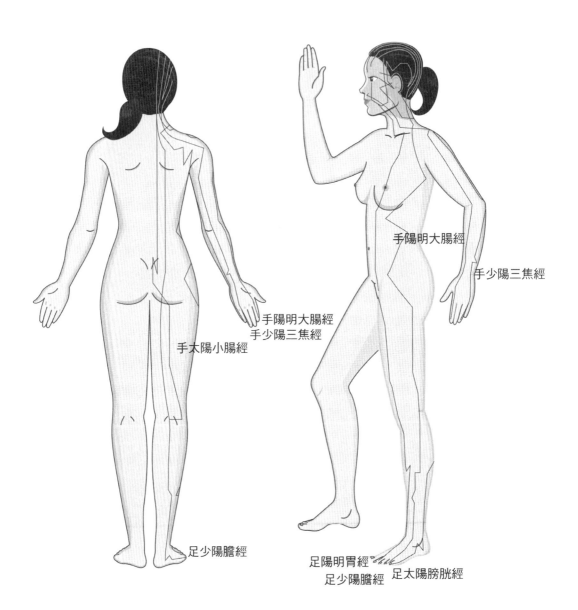

手陽明大腸經

手少陽三焦經

手陽明大腸經
手少陽三焦經
手太陽小腸經

足少陽膽經

足陽明胃經
足少陽膽經
足太陽膀胱經

足太陽膀胱經是人體經脈中最長的一條，起於內眼角的睛明穴，止於足小趾尖的至陰穴，交於足少陽腎經，循行經過頭、頸、背、腿、足，左右對稱。

　　足少陽膽經從人的外眼角開始，沿著頭部兩側，順著人體的側面向下，到達腳的第四、五趾，幾乎貫穿全身。如果你留意，一定會發現，這六條大經脈的循行路線都經過人體的頭部。

　　不知道你是否發現，三陽脈在人體的頭部交會，而且都有一部分經絡經過面部。所以調養三陽脈最簡單且行之有效的方法，就是每天搓一搓臉。搓臉前你要先把雙手搓熱，然後用搓熱的雙手去搓臉，或者從上向下，或者從下向上，每次都把下頜、嘴巴、鼻子、眼睛、額頭、兩鬢、面頰全部搓到，這個過程可快可慢，以自己舒服為準。抽空就這樣搓一搓，可有效刺激面部的各個穴位，也相當於按摩三陽脈，促進了氣血的流通，進而使人容光煥發，臉色好看。同時，這樣做還有一點好處想必是諸多中年女性所非常青睞的，即防皺抗皺。自從我把這個方法告訴了小張和小趙，現在她們每天都在實踐，而且隨時隨地都可進行，很方便，更重要的是，她們的氣色和面容有了很大的改善，似乎尋回了體內曾經年輕的能量。

　　當然，在搓臉的同時還可以配合搓耳。中醫認為，耳朵是全身經絡彙集之處，人體各個部位都與通過耳廓的經絡有著密切聯繫，按摩耳廓就能打通全身經絡，活躍人體臟腑，特別是腎臟。腎開竅於耳，經常搓耳朵就是對腎臟的調理和養護，而腎在體主骨，腎功能強，必然骨骼結實，骨質疏鬆的症狀就不會發生。

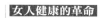

 趙老師養生答疑錄

Q：我現在還不到45歲，工作上比以前輕鬆多了，可是反而感覺身體明顯不如以前，怕冷，不愛說話，食欲也不好。做了一次全身檢查，沒什麼毛病。您看這是怎麼回事？

A：如果經過檢查排除了其他因素的疾病，您的問題可能是身體能量不足所致。因為女人過了42歲，三陽脈就會變得衰弱，從而導致陽氣不足。陽氣就像自然界的太陽一樣，負責照耀我們，滋養我們，賜予我們力量。它不足了，人自然就容易怕冷、疲憊及食欲不振。建議您平時抽空多搓搓臉部，那裡是三陽脈的交會處，促進這裡的氣血循環，有益於調動全身的能量流動，使陽氣生發。

「七七」沖盛任沖二脈，做朵永不凋零的女人花

50歲是女人的多事之秋，生理上進入了「病找人」階段，年輕時能經受的毛病現在經受不住了；心理上進入矛盾複雜階段，往後看青春不在，向前看暮年將至。其實，中醫對此有很好的解釋。

《黃帝內經》裡講：「七七，任脈虛，太沖脈衰少，天癸竭，地道不通，故形壞而無子也。」意思是，女人到了49歲，任脈虛弱，太沖脈衰退，具有化生月經功能的腎氣枯竭，月經停止，因此失去了生

育的能力。女人在這個時候，不僅皮膚會變得暗淡無光、皺紋叢生，隨之還會出現熱潮紅（即經常突然感覺體溫急劇上升，熱的感覺從胸部開始，像潮水一樣迅速湧向頸部和面部。通常會持續一到兩分鐘，過後又會覺得身體開始發冷，甚至會打冷顫）、心悸多汗及頭暈目眩等狀況，也就是我們常說的進入更年期了。

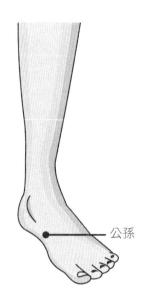

公孫

足見，在49歲這一坎兒，任沖二脈衰弱導致女人身體的能量出現嚴重衰減。這時，我們就要想辦法沖盛這兩條大脈，調動氣血循環與精氣運行，以保持自身能量系統的充盈。

中醫指出，脾胃為後天之本，為土，是培育萬物的能量源。而肝木為公；木生火，心火為子；火生土，所以脾土為孫。我們的腳上就有這麼一個公孫穴，是八脈交會穴之一，通於沖脈，雖然弱小，卻能滋養肺和腎，供應人體最重要的物質能源。經常按摩這個穴位，可以寧心安神、補中益氣，防治諸多沖脈疾病，對消化系統及女性生殖系統有很好的保健作用。

取穴的時候，公孫穴在足內側緣，第一蹠骨基底前下緣，赤白肉際處取穴，距太白1寸。你可以在晚上泡完腳後，在足弓處抹一點橄欖油，然後用刮痧板順著足弓刮拭，如果感覺酸痛則要多按摩幾次。不過，按摩這個穴位要適當用力，用力按壓效果更顯著。一般來說，每次按摩時間在3～5分鐘為宜，一天2～3次即可。

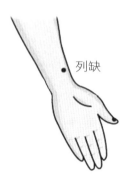

列缺

　　與公孫穴類似，任脈上也有一個八脈交會的大穴——列缺穴。列缺在古代指閃電，閃電的形狀就是一分為二的，中間有一條裂縫，所以稱之為列缺。而在我們手上的列缺穴，在解剖上的位置正好就位於兩條肌腱之間，它是肺的絡穴，從這裡又開始走入大腸經，一分為二，貫穿於兩條經絡之間，正好應了列缺之名。這個看似很小的穴位，功效如其名，具有像閃電一樣滌蕩乾坤的作用，不僅能治療頭面部疾病，還能夠治療心煩、失眠等神智疾病及沖脈失調的各類病症。

　　列缺穴取穴，在前臂橈側遠端，橈骨莖突的上方，腕橫紋上1.5寸。你可以將雙臂自然抬起，雙手於虎口處自然交叉，用其中一隻手的食指自然地搭在手腕部突起的骨頭上，指尖所指的位置就是這個穴位了。對本穴按揉的時候宜輕握拳，拳心向上，輕放桌上，然後如法或按或掐或揉。按掐時，列缺穴處會有酸脹或疼痛感，以酸脹感為好。每次按摩3～4分鐘，每天3～5次即可。

　　不過，現實生活中也有不少女性還不到40歲就步入「七七」這個坎兒。我就曾遇到一位女士，是某私企的白領，09年時剛剛36歲，近兩年，繁重的工作讓身體本來就差的她常常感到眩暈、心悸、腰酸背痛、憂鬱煩躁，自己所負責的專案還常常出錯，更痛苦的是，自09年3月起，她的月經就再也沒來過。拖到今年2月，她終於忍不住到醫院做了檢查，結果被確診為更年期提前，且患有更年期綜合症，她很苦惱，也很不解，為什麼自己的更年期會提前好幾年。其實，現代女性患更年期提前的因素有很多，例如，長期口服或外用雌激素類避孕藥

物、長期營養不良患有貧血和出現過於消瘦等症狀、長期處於精神憂鬱狀態、長期壓力大勞累過度、長期沒有性生活等，這些都是需要注意的問題。

都說女人如花，一點也不假，女人一生就是繽紛多彩的，只不過到了更年期，應該懂得如何保養自己的能量，讓自己從豔麗的玫瑰變成清香和淡雅的百合，而不是凋零。

趙老師養生答疑錄

Q：我今年剛好50歲，從事文書工作，工作壓力不大，每天只是坐在電腦前做些文字工作，可不知為什麼，我的更年期症狀比那些整天忙碌的朋友還嚴重？

A：步入更年期後，很多女性因為工作性質或個人喜好的原因，極少運動，大家可能覺得這樣是讓身體「休息」，其實，49歲後任沖二脈衰弱，對全身氣血流通造成很大影響，如果這時再忽略運動，只會使全身能量流通更加緩慢。所以，建議您工作之餘可以起來活動活動，或者做做瑜伽。

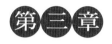

第三章

跟著月亮養生，
獨享大自然的美麗恩寵

　　《黃帝內經》裡講：「月始生，則血氣始精，衛氣始行；月廓滿，則血氣實，肌肉堅；月廓空，則肌肉減，經絡虛，衛氣去。」也就是說，月亮的盈虧變化會直接影響到人的氣血、經絡之氣的盛衰。其實這種能量的規律變化對女人的影響比男人更為明顯。李時珍曾說：「女子，陰類也，以血為主。其血上應于太陰，下應海潮，月有盈虧，潮有潮汐，月事一月一行，與之相符，故為之月水、月信、月經。」女人自身的能量變化，包括每個月的月經，都跟月亮有著不解之緣。

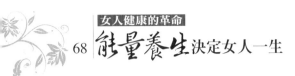
養好卵巢，守護你的生命之源

從古至今，一直流傳著女性擁有兩座「花園」之說，其中，「前花園」指臉，「後花園」指的就是卵巢。卵巢在女人體內左右各一個，平均每到一個月會發生一次週期性的排卵，承擔著人類繁衍生命的作用。

為了完成這個偉大的孕育生命的過程，女人的身體需要投入不少的能量。很多人可能都非常好奇，為什麼通常都是男人追女人？為什麼「男追女隔座山，女追男隔層紙」？雖然這其中的解釋有很多種，但我覺得從能量付出的角度來解釋再合適不過了。

在漫長的生命進化歷程中，當我們把視角拉高到種族以上的層面便會發現，繁衍後代幾乎是一切生命的終極意義，人類當然也不例外。不過在人類繁衍過程中，女人每次提供的是由卵巢排出的數量僅為「1」，且珍藏著營養和基因的貴重卵子，而男人則一次可提供大量的精子（最後只有一個幸運的能與卵子結合）。儘管這對男人和女人來說都是一個需要付出能量的過程，但女人的付出遠遠多於男人，這也正是為什麼女人選擇男人往往要比男人選擇女人更慎重。其實這一點在其他生物界同樣明顯，如諸多雄鳥競爭性地討好一隻雌鳥，兩隻雄虎爭奪一隻雌虎，等等。

對於人類繁衍而言，女人的這種能量付出，更多的是由卵巢來承擔的。也正因如此，人們都說卵巢有著無限的能量，是女人一生創造和產生智慧永不乾涸的源泉。卵巢保養得好，可使皮膚細膩光滑，白裡透紅，永保韌性和彈性；還能調節並分泌雌性荷爾蒙，使胸部豐

滿、緊實、圓潤，有利於身體健康。所以卵巢保養是女性不能忽視的養生項目，至於如何做，每個月都應從四方面來進行。

1.**飲食保養**：《本草綱目》裡記載了很多食物，如胡蘿蔔、牛奶、魚、蝦、大豆、紅豆、黑豆等，都可為卵巢提供充足的營養物質。所以，我們要把這些食材納入我們的日常食譜裡。

2.**拒絕久坐，不穿緊身內衣**：現在很多女性都是上班坐著、回家躺著，運動的時間很少；殊不知，這樣很容易使卵巢功能衰退。坐得太久，血都淤在小腹部位，流水不腐，老是不流動的腐血積壓在盆腔，就會引發炎症，炎症上湧，臉上就會長斑，就算不至於發炎，不暢通的血堵在皮膚的毛細血管裡，也會讓膚色顯得怪異。此外，要少穿塑身內衣，因為塑身內衣會導致卵巢發育受限，使卵巢受傷。

3.**瑜伽保養**：聽人說在臍部進行香薰精油按摩，有助於卵巢功能的穩定，有的女性朋友就急匆匆地效仿去了。實際上，與其花大把的錢做一次按摩，還不如去練瑜伽呢！練瑜伽可以改善卵巢功能，而且學會了還可以修練氣質。

4.**保持良好的生活習慣**：良好的生活習慣是健康的保證，對卵巢保養來說也一樣。睡眠充足、飲食得當是最基本也最有效的方法。

此外，呵護卵巢，還要維持和諧的性生活，它可以增強對生活的信心，精神愉快，緩解心理壓力，對卵巢功能和內分泌均有助益。

趙老師養生答疑錄

Q：我今年剛剛40歲就絕經了。大家說這是卵巢早衰，我是不是該吃點排卵的藥呢？

A：女子絕經確實代表卵巢已經衰老。《黃帝內經》裡說女人正常絕經應該是在49歲，您剛剛40歲，應該屬於卵巢早衰。不過，我不建議您吃排卵藥物，因為卵巢腫瘤的發生是否與排卵藥有關，現在還在爭論，所以建議您先通過食療等無副作用的形式調理一下。如果沒有任何好轉，可以到醫院進行專業治療，切忌自己盲目用藥。

🌿 像呵護胎兒一樣呵護子宮

大家都知道，每個人都有五臟六腑，可從某種程度上講，女人卻有六臟六腑。人類是以胎生的方式繁殖後代的，而人類胎兒生長發育的地方就是母親的生殖器官──子宮。由於其重要性和唯一性，子宮被譽為女性體內獨一無二的「第六臟」。

為了使新生命能在子宮中「安住」，並從母體吸收足夠的能量完成生長，子宮的內膜必須每月週期性地發生變化。期間，血液與破碎的粘膜由子宮腔經陰道排出，由於這種經血排流有規律性，一般每月一次，故稱「月經」，月經對子宮內膜的脫落有著清掃的作用。儘管

子宮作為孕育生命的搖籃，對女人來說是如此重要，但它實際上是非常脆弱的，據統計，與子宮有關的疾病竟占婦科病的一半，即每兩個婦科病人中，就有一人的子宮在遭難。

　　我有一位年輕朋友，曾經為了他妻子的事專門來找我。她的妻子身體一直不錯，懷孕期間也非常認真地保養，全家上下都圍著她轉，可生完孩子竟被查出子宮韌帶鬆弛，他想請我幫忙問問有沒有無任何副作用的自然療法，因為妻子產後身體需要恢復，不想再擔任何風險了。我非常贊同他的出發點，因為女人生產會消耗大量的能量，之後必須經過一個良好的恢復期，才能回到精力充沛的健康狀態。而且，孕期的女性，由於體內胎兒的壓墜，支撐子宮的韌帶不斷被拉長，分娩後，子宮就會縮小，他的妻子出現產後韌帶拉長，是比較常見的。我告訴他，要確保子宮和韌帶都收縮到原來的水準和位置，無副作用的方法是有的，即做些恢復體操，就可以增強子宮韌帶的彈性，也可預防子宮脫垂。我當時向他推薦了一套非常簡單的恢復操，只有三個動作，這裡也跟大家分享一下。

　　動作一：跪在地上，胳膊向前、向下伸展，接觸地面，然後整個胸部和肚子接觸地面，而將臀部高高抬起。保持這個姿勢10秒後，兩腿交換，向後做最大限度的伸展。

　　動作二：平躺在地上，膝蓋彎曲，用腳掌蹬地，使得臀部上提。持續10秒後放下臀部休息5秒鐘，然後重複這一動作。

　　動作三：平躺在地上，臀部墊一個枕頭，然後兩腿向上伸直，使其與身體成一個直角。然後兩腿可小幅度交叉擺動。

　　其實不只產前產後，養好子宮應是女人一輩子的事。女人就應該像媽媽呵護孩子一樣去善待它、關心它、照顧它。正所謂民以食為

天，飲食上的呵護是子宮日常保養最重要的事，應該多攝取含蛋白質食物，如雞蛋、牛奶、魚、禽肉類等，多吃蔬菜和水果，少吃生、冷、硬的食物。《本草綱目》裡還說：「烏骨雞補虛勞羸弱，治女人崩中帶下虛損諸病。」所以，女人平時要多喝點烏雞湯，尤其是剛生完孩子的女性。烏雞湯對產後虛虛、乳汁不足及氣血虛虛引起的月經不調、子宮虛寒、行經腹痛、崩漏帶下、身體瘦弱等症，均有很好的療效。烏雞湯的做法：把烏雞洗淨用開水焯一下，然後撈出放入沙鍋，加清水，放入蔥、薑，慢火燉兩個小時，放少許鹽，營養就全在湯裡了。此外，還需要提醒各位女性朋友的是，保養子宮應該儘量避免墮胎，否則很容易對子宮帶來不可恢復的傷害。

 趙老師養生答疑錄

Q：請問有沒有關於子宮自檢的好方法？

A：子宮出現疾病一般會在身體上「傳達」一些特殊的信號。如果伴有下腹或腰背痛的月經量多、出血時間延長或不規則出血，則提示子宮肌瘤的發生；如果大小便困難，當大笑、咳嗽、腰背痛時出現漏尿，這可能表示子宮脫垂；如果月經周期間出血或者絕經後出血，這些症狀有時提示有子宮癌；如果慢性、不正常的絕經前出血，可能是功能失調性子宮出血；如果下腹急性或慢性疼痛，有子宮肌瘤或者另外嚴重的盆腔疾病，如急性盆腔炎或子宮內膜異位症，應立即去看醫生；如果月經量過多，導致貧血，這也可能是子宮肌瘤、功能失調性子宮出血、子宮癌或其他子宮疾病的症狀。

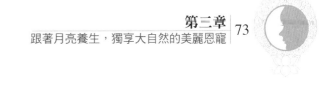

如何拯救經期裡的「瞌睡蟲」

女性朋友恐怕多半都有這樣的經歷：經期來了，無論自己怎麼克制——咖啡、濃茶、薄荷等等，似乎都改變不了昏昏欲睡的狀態，而且即便騰出時間來大睡一天，第二天仍感覺睏意綿綿。

我就曾遇到一位女大學生，她說她很苦惱，因為自己平時是一個很有精神的人，但一到經期及經期前一兩天就睏得要命，連上課都打瞌睡。她向我諮詢有沒有什麼可以提神的藥物，不然每個月都有近一周的時間要浪費掉，像瞌睡蟲一樣，既影響課業又影響生活。我聽她說要用提神的藥物，當時可嚇壞了，因為很多提神類藥物，雖然能在當時解決經期嗜睡問題，但這類藥對身體非常不好，可能導致女性月經失調、紊亂，甚至引起不孕及其他疾病。聽完這些副作用她嚇得臉色都白了，著急地問我那該如何是好？我告訴她，無論什麼問題，治標兼治本才能得到徹底地解決，而治本又是治標的前提。

女人經期嗜睡，中醫裡叫「週期性睡眠過多症」。它就像女人每個月定了時的「鬧鐘」，通常會在月經期間及月經來的前兩三天，準時給女性帶來無法克服的睏倦，即便你主觀上試圖保持清醒，但還是會忍不住想睡覺。從根本上講，導致這個問題主要就是身體的能量系統出了狀況。具體解釋主要有兩大方面原因：氣血不足和脾虛濕困。

氣血不足的女性，通常身體偏瘦，臉色顯得暗黃，到了經期，這類女性通常會有心跳加快，並伴有眩暈的感覺，即使不參與任何運動也是如此。同時，她們的月經量較少，經血顏色較淡且稀薄。平時，你可能看不出她們像個瞌睡蟲，但到了經期，她們每天只想睡覺，尤

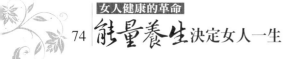

其在每餐進食後睡意表現得尤其明顯。

我前面說到的那位女大學生就屬於這類。我建議她抽空到市場上買些新鮮菠菜和豬肝，回來將菠菜洗淨，切段，汆燙後瀝乾水分；然後將豬肝洗淨，切片，加醬油、太白粉拌勻醃10分鐘，放入滾水中汆燙，撈出，瀝乾；最後放入少許薑片及豬肝煮熟，再放菠菜、鹽及雞精等調味。由於豬肝煮久了易老，所以切片時儘量薄一些，汆燙時要快一些。她用了這個方子後，起初沒有什麼明顯變化，因為調理是一個過程，不過第四個月我再遇到她，她滿臉都洋溢著青春的笑容，還特意感謝我幫她解決了最大的苦惱。

至於脾虛濕困所致的經期嗜睡女性，身材多數偏胖，而且臉部會明顯浮腫。她們多半患有貧血，平時常出現大便偏稀，白帶和經血的量也較正常人多些。在月經來臨前就開始昏昏欲睡，即使是剛剛睡醒，也會一副四肢無力、頭重腳輕的睏倦模樣。再有，其中很多人會在經期及前後一兩天出現腳部較平時出汗多的情形。

中醫裡講，脾主運化，人體的能量代謝，包括能量的吸收與釋放，都離不開脾的努力，所以這類女性要想徹底解決經期嗜睡的煩惱，必須從調養脾臟著手。茯苓既可以健脾，又可以化濕，還可以養心安神，與山藥一起煮粥，可以幫你調養脾臟。做法是：準備山藥50克、茯苓50克、粳米250克，然後先將粳米炒焦，最後與山藥、茯苓一同加水煮粥即可。

一個女人從青春期到絕經期，有30多年的時間都在和月經打交道。這段漫長的時間裡，如果每次都要天天拖著一副昏然欲睡的軀體，會錯過多少人生的美好，想必大家都能算出來。所以，如果你在經期是個「瞌睡蟲」，就儘快調理自己吧。

趙老師養生答疑錄

　　Q：我每次月經期間都特別睏，身體疲倦，請問經期睡眠保健與平時比，有什麼特殊要求嗎？

　　A：經期應該保持充足的睡眠，如果您平日每晚10點睡覺，在月經期間，建議至少提前一個小時上床。這樣會讓你體內的氣血更旺盛，從而身體能量更充沛，緩解嗜睡的情況。

做個暖女人，血液溫暖才能流得順暢

　　冷是對女人健康和美麗的最大摧殘。女人如果受了冷，手腳冰涼，血行則不暢，體內的能量不能潤澤皮膚，皮膚就沒有生機，面部也會長斑。不僅如此，女人如果是在經期「惹」了寒氣，後果會更加嚴重。經期血液受了寒，就會發生阻、淤的現象，隨之而來的就是月經經常推遲，經期腹部疼痛劇烈，經血顏色深或帶有淤塊，等等。

　　所以，血液溫了流得才順，經期裡，女人一定要「暖」。有些女性為了減肥，只吃青菜和水果，殊不知，青菜水果性寒涼的居多，很容易使女人受涼。我就見過一位吃純素食的女士，尤其喜歡素食裡的寒性果蔬，如香椿、黃瓜、梨等。她說別人告訴她只吃蔬菜和水果是保持身材苗條最好的方法，於是自己就開始不吃肉了，已持續一年多，有時候甚至以黃瓜為飯，沾著醬吃，其他就什麼都不吃了。結果

身材是不胖了，但皮膚卻出現了暗沉，而且每次月經都不像以前那樣準時，更讓她苦惱的是，每次月經來不僅小肚子痛，渾身都感覺不舒服，手腳也冰涼。她跟我訴苦，懷疑是年齡過了三十體質就下降了。看她那樣，我忍不住說出了真相：「寒氣會打破你身體原本平衡的能量系統，侵入血液，導致血流緩慢、受阻，甚至淤滯。全身血流都不順暢了，經血又怎麼能自然舒緩地流淌呢？」聽了這些，她恍然大悟，開始焦急地向我要補救的措施。

事實上，做個暖女人並不難，從日常生活入手就可以。首先，要多吃「暖性」食物，羊肉、牛肉、雞肉、鹿肉、蝦、鴿、鵪鶉等食物中富含蛋白質及脂肪，能產生較多的熱量，有益腎壯陽、溫中暖下、補氣生血的功能，能夠祛除體內的寒氣，效果很好；而補充富含鈣和鐵的食物可以提高人體防寒能力，含鈣的食物主要包括牛奶、豆製品、海帶、紫菜、貝殼、牡蠣、沙丁魚、蝦等，含鐵的食物則主要有動物血、蛋黃、菠菜、豬肝、黃豆、芝麻、黑木耳、紅棗等。海帶、紫菜、髮菜、海蜇、大白菜、玉米等含碘豐富的食物，可促進甲狀腺素分泌，甲狀腺素能加速體內組織細胞氧化，提高身體的產熱能力。非經期適當吃些辛辣的食物也可以幫助我們防寒，辣椒中含有辣椒素，生薑含有芳香性揮發油，胡椒中含胡椒鹼，冬天適當吃一些，不僅可以增進食欲，還能促進血液循環，提高禦寒能力。另外，除了多吃上面這些食物外，還要忌食或少食黏膩、生冷的食物，中醫認為此類食物屬陰，易使脾胃中的陽氣受損。

其次，非經期可以常泡澡暖暖全身。再冷的天，只要泡個熱水澡，整個身體都會暖起來，這是因為泡澡可以促進我們全身的血液循環，自然也就驅走了寒意。如果想增強泡澡的功效，還可以將生薑洗

淨拍碎後，用紗布包好放進浴缸（也可以煎成薑汁），或者加進甘菊、肉桂、迷迭香等精油，這些都可以促進血液循環，讓身體溫暖。

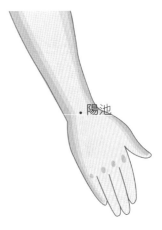

·陽池

還有一種方法就是按壓陽池穴。陽池穴在手背部的腕關節上，位置正好在手背間骨的集合部位。尋找的方法很簡單，先將手背往上翹，在手腕上會出現幾道皺褶，在靠近手背那一側的皺褶上按壓，在中心處會找到一個痛點，這個點就是陽池穴了。陽池穴是支配全身血液循環及荷爾蒙分泌的重要穴位，只要按壓這個穴位，促使血液循環暢通，身體就會暖和起來了。

按壓陽池穴的動作要慢，時間要長，力度要緩。按摩時，先以一隻手的食指按壓另一手的陽池穴一段時間，再換另一隻手。要自然地使力量由手指傳到陽池穴內，如果指力不夠，可以借助小工具，比如圓滑的筆帽、筷子等。

聽完我推薦的方法，那位素食朋友說：「原來調理這麼簡單，我還以為需要多麼複雜的程序呢！」其實，健康生活本來就是大道至簡的事情，只是很多人因為無知與隨心所欲將其變得複雜了。好好保養自己，做個暖女人吧，把一切疾患問題統統擋在門外，這樣經期就不必受罪了。

趙老師養生答疑錄

　　Q：我聽說女人保養重在防寒，不知道寒氣一般是通過哪些途徑入侵人體呢？

　　A：對於女人來說，防寒確實是保健養生的頭等大事。通常，人體的頭部、頸前部、背部、臍腹部和腳部是比較容易受寒氣侵襲的部位。平時這些部位應該做好重點保暖，尤其是天氣寒冷的時候。

早餐是金，吃好了才能讓經期過得安穩

　　醫學研究顯示，人體能量的主要來源是血液中的糖，即血糖，血糖多少決定人的身體能夠產生多少能量，而能量多少則決定人的精力和自我感覺。我們經過一夜睡眠，體內儲存的葡萄糖基本已消耗殆盡，這時急需補充能量與營養——早餐。

　　我見過不少女性，其中既包括上班族，又包括學生，經常因為趕時間而把早餐忽略，經期亦是如此。她們覺得，反正早餐也吃不了多少東西，而且一轉眼就中午了，到時候再多吃點補回來就好了。但事實並非如此。

　　一般情況下，我們上午身體消耗的熱量很多，而從晚餐取得的熱能，滿足不了次日上午對熱能的需求，特別是上班族和學生族，肝臟還不能貯存大量的肝糖，很容易出現熱能不足的現象。如果不吃早

餐，血糖減少，大腦功能隨之下降，這將導致注意力分散，精神不集中，使工作學習都不能正常進行。而在月經期間，女人不吃早餐就沒有足夠的能量推動氣血運行，就會導致經血排出不暢，從而引發一系列問題，包括婦科病。另外，不吃早餐的人還容易患消化道疾病、膽結石，加速衰老，導致肥胖等。

所以，早餐對女性而言就像黃金一樣寶貴，每天都不能省略，並且要吃好。只有這樣，身體才能有足夠的能量，才能讓經期過得安穩。那麼，什麼樣的早餐才能稱得上「好」呢？主要應從四個方面來衡量。

1.**早餐的時間最好選在7：30左右**。人在睡眠時絕大部分器官都得到了充分休息，而消化器官卻仍在消化吸收晚餐存留在胃腸道中的食物，到早晨才漸漸進入休息狀態。若早餐吃得太早，勢必會干擾胃腸的休息，使消化系統長期處於疲勞應戰的狀態，擾亂腸胃的蠕動節奏。所以，在7點左右起床後20～30分鐘吃早餐最合適，因為這時人的食欲最旺盛。

2.**早餐食品宜溫熱型**。現在許多人喜歡一早起來喝新鮮果汁，覺得一來能節約時間，二來也很方便、健康。確實，新鮮果汁具有清理體內廢物和補充營養的作用，但需要注意的是，它的溫度並不適宜早晨的腸胃。人的腸胃更喜歡溫暖的食物，尤其是空腹的早晨，需要一定的溫度來呵護它。所以，這貌似良品的涼果汁，如果喝錯了時間，也會變得不健康。所以，不如喝上一杯溫熱的牛奶或豆漿，既健康又能補充能量。

3.**早餐不宜多**。飲食過量會超過胃腸的消化能力，使食物不能被消化吸收，久而久之，會使消化功能下降，引起胃腸疾病。另外，大

量的食物殘渣貯存在大腸中，被大腸中的細菌分解，其中蛋白質的分解物會經腸壁進入血液中，對人體十分有害，導致人體易患血管疾病。

4.早餐不適宜過硬。由於清晨人體的脾臟困頓呆滯，常使人胃口不開、食欲不佳，故早餐不宜進食油膩、煎炸、乾硬以及刺激性大的食物，否則易導致消化不良。因此，早餐適宜吃容易消化的柔軟食物，如麵條、饅頭等，最好能喝點粥。如在粥中加些蓮子、紅棗等，將更有益於健康。

女性朋友們，千萬別因為忙省了早餐那半個小時，因為這種看似不起眼的「節省」，會讓你的身體付出更多的代價。

趙老師養生答疑錄

Q：我是一名大二女生，以前早餐總喜歡去學校附近的速食店吃漢堡，再配杯咖啡，媽媽說這樣很不健康，讓我吃油條配豆漿。想問問您，哪個更健康些呢？

A：這兩個方案的早餐，其實都有不健康的因素。健康的早餐應該是溫熱、柔軟型的，尤其對經期的女性來說。漢堡加咖啡的西式早餐含高熱量，不僅容易導致肥胖，還存在營養不均衡的問題，如缺乏維生素、礦物質、纖維素等；油條是高溫油炸食品，跟燒餅、煎餃等一樣都有油脂偏高的問題，而且食物經過高溫油炸後，營養素會被破壞，還會產生致癌物質。建議您吃一些粥、麵條、餛飩等裨益健康的早餐。

補對維生素，愉快度過月經期

　　據統計，有近80％的女性在來月經前都會感覺不適：腹痛、胸悶、煩躁、長痘痘……各種討厭的症狀群起而攻，叫人不勝煩惱。這時，不妨去找維生素幫幫忙。

　　維生素是人體營養需求中不可或缺的物質，在人體能量代謝中有催化劑的作用，是人體維持正常活動所必需的物質之一。儘管需要量少，但它們在人體的代謝生長發育過程中，有著重要作用。很多著名的營養專家都曾指出，經前不適與營養素的缺乏有關，只要補充相應的維生素，女性朋友就能輕鬆愉快地度過這段時間。

　　由於維生素存在食物中，人體自身不能合成，所以需要我們透過食物進行補充。下面就根據具體的問題，為大家介紹一下各類維生素的神奇功效。

　　有的女性朋友會在經前一周發胖，因為她在這個時候特別容易覺得餓，而且對甜食有強烈的渴望，這表示女性體內比較缺乏鈣元素。經前攝入鈣的女人，饑餓的感覺會降低48％，因為這時雌激素的分泌增加，阻礙了鈣被溶解在血液中。因為缺鈣，女人的情緒也更容易起伏，情緒不好的女人容易以暴飲暴食來發洩不快。透過補充含鈣高的食物，如乳酪、豆類食品或者鈣質豐富的魚乾等，就可以緩解經前饑餓的症狀，同時還能緩解經前頭痛，消除身體浮腫。

　　有的女性來月經前臉上會準時長出痘痘。痘痘找麻煩是女人最煩惱的事，一項研究指出，不長痘痘的女人體內鋅的含量明顯比長痘痘的女人高，所以這類女性大多體內缺乏鋅元素。鋅能阻礙一種酶的生

長，這種酶能夠導致發炎和感染；此外，鋅還能減少皮膚油脂分泌，減少感染機會。所以要消滅經期性小痘痘，給自己補點鋅吧，你可以多吃些牛肉、小羊肉、蝦或者南瓜等含鋅較高的食物。

有的女性在經前一個星期就會感覺到斷斷續續的腹痛，當臨近經期的2～3天，這種疼痛就更加劇烈，有的甚至疼痛難忍。其實腹痛是最為常見的經前問題，如果這類女性在每天的飲食中多攝入一些Ω-3脂肪酸，就能緩解40％的腹痛。Ω-3脂肪酸能減少女性體內一種荷爾蒙的分泌，而這種荷爾蒙可能在經前期加劇子宮收縮引起腹痛。不僅如此，Ω-3脂肪酸還能緩解因經前綜合症引起的焦慮。深海魚類含Ω-3脂肪酸較高，如鮭魚、鮪魚等，有經期腹痛症狀的女性可多吃些這類食物。

有的女性每次月經前都會變得喜怒無常，容易哭泣、憂鬱，情緒波動很大，就連自己都不明白為什麼會這樣。研究指出，那些攝入了足夠維生素B的女性，在經前能夠保持情緒穩定，這是因為維生素B能幫助合成提升情緒的神經傳遞素。如果和鎂製劑一起服用的話，維生素B還能緩解經前焦慮。所以，有這類問題的女性經期可以多吃些含維生素B較高的食物，如花菜、胡蘿蔔、香蕉等。

有的女性一臨近經期，就會發現胸部變硬，乳房脹痛到一點都不能碰，其實這也是經前綜合症的常見症狀之一，表示你體內缺乏維生素E了。攝入維生素E的女性，胸部不適會降低11％。這種營養物質能減少前列腺素產生，而前列腺素是一種會引發一系列經前疼痛的物質；維生素E也能緩解腹痛。對此，你可以在經期多吃些植物油、菠菜、穀物等富含維生素E的食物。

有的女性從經前一周就開始失眠，即使睡著了也很容易驚醒，

睡眠品質很差，這段時間，她們會覺得疲憊不堪，體力不支。因為荷爾蒙的變化，大約有60％的女性在經前一周都不容易入睡，不過色氨酸能有效提高睡眠品質，身體會利用色氨酸來產生一種化學複合胺幫助你安然入睡。所以經期睡不好覺的女性，可多吃些富含色氨酸的食物，如雞肉、牛肉、山核桃等。

　　總之，作為一個女人，維生素攝入得全面均衡，經期就可避免很多不必要的痛苦。

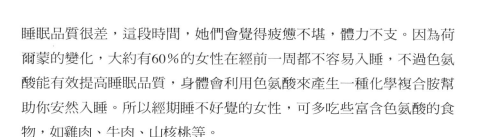

　　Ｑ：我聽說女性經期補充維生素大有益處，但現在商店裡維生素產品很多，請問要怎麼選擇呢？

　　Ａ：如果依靠每天吃不同的藥片來補充維生素，可能反而破壞健康。水溶性維生素雖可從尿中排出，毒性較小，但大量服用仍會損傷人體器官，例如大劑量服用維生素Ｃ會刺激胃黏膜，引胃部出血。脂溶性維生素如維生素Ａ、維生素Ｄ等，攝入過多後不能通過尿液直接排出體外，容易在體內大量蓄積引起中毒，並可能發生骨骼脫鈣、關節疼痛、皮膚乾燥、食欲減退、肝脾腫大等中毒症狀，還會導致高血鈣症，厭食、噁心、嘔吐、肌肉乏力、肌肉疼痛等。所以，維生素最好透過食物來補充，這比藥補更安全、更有效。

🌿 按揉足三里、太陽穴和印堂穴，告別經期頭痛

提到頭痛，想必無論男女老少，都不陌生，不過很少有人會想到，在頭痛患者中，女性明顯多於男性。臨床研究顯示，這與女性特有的生理因素有關——63％的女性頭痛與月經關係密切。女性頭痛除了在經期時發作外，其他時間也會發作，臨床上把女性在月經前後及月經期發生的頭痛稱為經期頭痛。

有一次我去外地出差，遇到一位老同學，寒暄後他便開始吹捧我，說我研究的方向很有「前途」。起初我一頭霧水，後來聽明白了，他意在慨歎中醫的神奇。他的小姨子每次快來月經時就會頭痛，還會有眼脹、胸悶、想嘔吐、渾身沒勁的狀況，一直到月經期後的兩三天。為此，她很苦惱，看了醫生，醫生也沒有好辦法，只是給她開了點兒藥，雖然每次吃藥都有所緩解，但仍無法根除。後來見西醫只治標不治本，便轉而求助老中醫了。一位老中醫告訴她平時進行按摩幾個穴位就不會頭痛了，於是她抱著試試看的態度連續按摩了幾個星期，沒想到頭再也不痛了。我聽完不禁一笑，因為中醫穴位按摩治療女性經期頭痛可謂是歷史悠久了。

經前期出現頭痛，為經前期緊張綜合症的症狀之一。經前期緊張綜合症的常見表現有：經前期頭痛、乳房脹痛、手足或面部浮腫、注意力不集中、精神緊張、情緒不穩，重者有腹脹、噁心或嘔吐等症狀。症狀會在經前7～14天開始出現，經前2～3天加重，經期內症狀明顯減輕或消失。

中醫認為，經期出現頭痛的原因是氣血虧虛、經絡不暢，因為本

身體質較差，經前或經後氣血會更虛，頭腦營養補充不及，所以就會出現頭痛。要避免經期頭痛，最根本的辦法就是補充氣血，而補充氣血最好是按揉足三里、太陽穴和印堂。

　　足三里是陽明胃經的合穴，其矛頭直指頭痛，只要每天持續按揉足三里就能達到制止頭痛的目的。除了按揉足三里，還要按揉太陽穴和印堂部位。

　　如果患有經期頭痛，建議每天早上7～9點按揉或艾灸兩側足三里3分鐘。月經前7天開始，分別推前額，按揉太陽穴和印堂2分鐘，直至月經結束。還需要注意的是，按摩是促進氣血流通，而寒氣是阻礙氣血運行，所以在這段時間最好不要吃生冷食物，否則按摩的努力會大打折扣。

　　此外，公雞、螃蟹、蝦等食物能動風而使肝陽上亢加劇頭痛發作，患有經期頭痛的女性除了加強按摩調理外，在飲食上還要力求清淡、新鮮，避免辛辣、刺激之品。並要學會控制自己的情緒，保證充

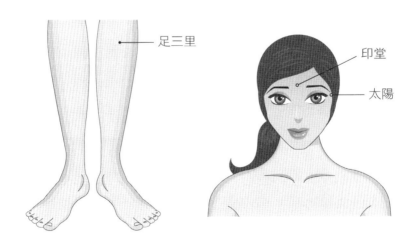

足三里

印堂

太陽

足的睡眠，防止過度勞累，這對預防經期頭痛發作有重要作用。

趙老師養生答疑錄

Q：我今年20幾歲，可一到經期就頭痛，很多人都告訴我這跟飲食有關係。我想詢問一下，經期頭痛在飲食方面是不是真的有什麼影響呢？

A：經期頭痛確實與飲食有關係。要防止經期頭痛，就要避免吃含乳酪豐富的食品，如牛奶、冰淇淋、醃製肉類，以及咖啡、巧克力等，因為這些食物均會誘發頭痛。還要避免過度運動或勞累，以防經血過多、經期延長或閉經。

 ## 吸納玫瑰花的力量，讓月經風調雨順

不久前一位女性朋友打電話給我，說：「我最近對西餐很感興趣，發現有一道食譜說用玫瑰花做主料，拌沙拉。你專長保健養生，幫我看看這可行嗎？我們家的玫瑰花都是用來欣賞的呀。」對於她的質疑，我很肯定地回答：「可靠，而且非常可靠！」

知道嗎？生命是一個過程，總要經歷生老病死。而在這個過程中，雖然每個階段都需要能量、都具有能量，但其能量的多少、盛衰卻大有分別。對植物而言，花是它們的生殖器官，更是其能量的至高點，如果沒有完成足夠的營養積累和能量蓄積，即便有再合適的環境

條件，植物也無法成花。而玫瑰花，可以毫不誇張地說，它是女人一生的貴人。

玫瑰花名字的由來，《說文》中有「玫，石之美者，瑰，珠圓好者」；司馬相如的《子虛賦》也有「其石則赤玉玫瑰」的說法。因其香味芬芳，嫋嫋不絕，玫瑰還得名「徘徊花」；又因每插新枝而老木易枯，若將新枝它移，則兩者皆茂，故又稱「離娘草」。《本草綱目拾遺》記載：玫瑰花能「和血行血，理氣。治風痹、噤口痢、乳癰、腫毒初起、肝胃氣痛」。因此，玫瑰不僅展現出一種隱藏於堅韌中的絕代風華，更是一味養血調經的良藥。

聽了我的解釋，朋友不僅不再質疑那道西式的玫瑰沙拉，還非讓我幫她找找用玫瑰花調經的各種方法，好幫幫她另一位月經一直都不太正常的朋友。於是我整理了一下資料，把玫瑰花用於調經的簡單方子給了她。這裡，再次跟大家分享一下。

1.玫瑰花酒

材料：玫瑰花100克，冰糖50克，白酒1000克。

做法：將玫瑰花與冰糖一同浸於白酒中，封瓶密貯10天即成。

用法：每次飲用20克，一日可飲2次。

功效：酒香味甘，疏肝通經，緩解疼痛。

2.玫瑰月季茶

材料：乾玫瑰花、乾月季花各9克，紅茶3克。

做法：乾玫瑰花、乾月季花、紅茶一起研粗末，沸水沖泡，燜10分鐘即成。

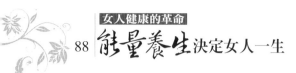

用法：不拘時溫服，連服數日，婦女以在行經前幾日服用為宜。

功效：治血調經，理氣止痛。適用於治療氣滯血淤所致的痛經、量少、腹脹痛、經色暗或夾塊或閉經等症。

3.玫瑰膏

材料：鮮玫瑰花300克，紅糖500克。

做法：將玫瑰花瓣放入沙鍋，加清水適量，用小火煎取濃汁，去渣。待玫瑰花濃縮後，加入紅糖，用小火熬成稠膏即成。

用法：隨時食用。

功效：胸肋內傷、月經不調、經前腹痛者常食有效。

4.玫瑰豆腐

材料：玫瑰花2朵，嫩豆腐300克，蘑菇100克，辣醬油、啤酒、油、精鹽、味精、高湯各適量。

做法：玫瑰花瓣切絲；蘑菇切片。炒鍋放油50毫升，燒熱後放入豆腐塊煎至兩面金黃；然後放入啤酒、醬油、鹽、高湯，燒沸；最後放入蘑菇片、玫瑰絲，燜燒至湯汁濃稠，加味精即成。

用法：佐餐。

功效：調經活血。

5.玫瑰花粥

材料：玫瑰花50克（或乾品30克），粳米60克。

做法：玫瑰花瓣入鍋，加適量清水煮沸3-5分鐘後，將花瓣取出；然後粳米與花汁同煮成粥。

用法：可適量加糖，宜熱服。

功效：治血，舒鬱。適用脾虛肝鬱型的胃、十二指腸潰瘍，及憂鬱易怒、口苦多夢等症，有和血調經作用。在月經期服食，對有經行腹痛、經血色紫有塊者更為適宜。

6.玫瑰櫻桃粥

材料：初開白玫瑰花5克，糯米100克，櫻桃10顆，白糖適量。

做法：玫瑰花扯瓣；糯米加水煮粥，粥成時加入玫瑰花瓣、櫻桃和白糖，稍煮即成。

用法：每日1碗，溫熱服用。

功效：女性月經過多、赤白帶下、肝胃氣痛、腸炎下痢、痔瘡出血、風濕痛者常食有療效。

玫瑰花是女人一輩子的貴人，即使你月經正常，平時用它來泡茶喝，也有百利而無一害。它可以理氣解鬱，緩解疲勞，改善體質，賦予你很多積極的正向能量。

趙老師養生答疑錄

Q：聽說玫瑰花對女人很有益處，不知道在購買的時候應該選擇什麼樣的花？是花苞好，還是盛開的花好？

A：玫瑰花確實是女人的貴人花。購買的時候儘量選擇花未完全綻放的比較好，因為這樣花香還藏在花瓣裡，花的能量沒有完全釋放出來，是最有能量的。

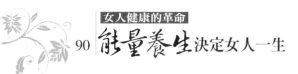
滿月的能量最強大，想懷孕就不要錯過

提到月亮，想必大家可以聊出數不盡的美好話題：花好月圓，闔家歡樂，情意綿綿⋯⋯總之，圓月是美滿的象徵，是情感的寄託，是幸福的希冀。不過你恐怕很難想到，月圓之時的美好，不僅適用於生活中的話題，更適用於女人孕育寶寶。

月圓之夜，是月光能量最強的時候，也是我們體力和精力都處於巔峰的最佳狀態，即活力十足，隨時可以噴薄而出。如果女人的排卵期趕在了這個時候，那可真是做人的天賜良機。

一般來說，女性會在下次月經來潮前的14天左右開始排卵，我們稱之為排卵日。排卵日的前5天和後4天，連同排卵日在內共10天稱為排卵期。卵子自卵巢排出後在輸卵管內能生存1-2天，以等待受精，而男子的精子在女子的生殖道內可維持2-3天受精能力，所以在卵子排出的前後幾天，是女人最容易受孕的時期。

去年我遇到一位近29歲的女白領，因為嫁了個需要經常到外地談業務的商人，兩人聚少離多。她跟我抱怨說：「結婚四年了，眼看著就要30歲，很想要個寶寶，可怎麼也懷不上。本來還以為是我們倆誰有問題呢，但到醫院做了非常全面的檢查，各項指標都很正常。現在不僅我們倆著急，雙方的家長更是急得不得了。」於是我詢問了一些比較關鍵的問題（由於涉及隱私，這裡就不說了），然後就耐心地為她解說一番。

我告訴她，人做什麼事都需要相應的能量做支援，喘氣、說話、走路，等等，生孩子也不例外。想要生出一個聰明健康的寶寶，就要

把握好能量的狀態。《黃帝內經》裡說，28歲是女人生孩子最適合的時候，那個階段腎氣最旺盛。不過，過了這個年齡點也不是不能生，而是要想優生就更需要注意夫妻雙方的能量狀態。她對能量狀態這個東西一頭霧水，覺得既不能拿溫度計測量，又不能以容器來計算，沒法掌握。於是我告訴了她最簡單的衡量標準——月圓之時。我教她算好自己的排卵期，然後讓她和老公在月圓之夜多多努力。結果，今年五月，我收到了他們小倆口的好消息，還說等孩子滿月後邀請我去他們家慶祝。

　　正如月亮擁有可以引起大海潮起潮落的力量一樣，月亮也具有影響人體能量發生變化的神奇作用。想要生孩子的女性朋友，除了有美好的心願外，更要懂得把握排卵期間滿月之時的天賜良機，在這種能量最充盈的時刻孕育孩子，是裨益母子的明智之舉。

　　當然，如果想避孕的話，同樣需要注意這些時機。不少女性在經期前後意外懷孕，其中主要的原因就是疏忽了排卵期，若再趕上月圓之日，更容易前功盡棄了。

趙老師養生答疑錄

　　Q：我和先生結婚一年多，想生孩子，朋友說在經期前10天左右比較容易受孕，這可靠嗎？有什麼科學依據嗎？

　　A：這是有科學依據的。你朋友建議的時段應該是指女性的排卵期，因為懷孕就是女人卵子與男人精子相結合的過程，如果女人不排卵，雙方再怎麼努力也不會受孕。不過通常為了保

險起見，排卵日的前5天和後4天比較容易受孕。更需要注意的是，性交最好選在月圓之夜，因為女人的生理週期是28天，而月亮的運行週期是29天，女人能量的高潮或低潮幾乎都與月亮合拍。借力使力才能最省力，女人想懷孕，借助月亮的力量再好不過了。

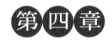

第四章

充盈腎臟能量，
源源不斷散發女人味

　　中醫認為：腎藏精，主生殖發育；腎主納氣，主水液。女性的生殖系統就是在精氣的呵護下逐漸發育成熟的。腎臟能量若不夠充盈，不僅會引發女性性冷淡等問題，更會導致卵巢功能低下，以至於難以懷孕或慣性流產等。正如古人的經驗談——「女怕傷腎」，腎就是女人健康與美麗的發動機，腎養好了，女人才能綻放完美迷人的女人味。

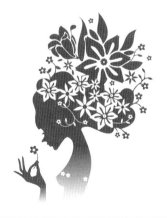

按摩腎經、心包經，修練女人味

綻放十足的女人味，活出女人的精彩，幾乎是所有女人的願望。可是如果不能如願，會怎麼樣呢？上火嗎？我有一位遠房親戚的女兒就是這樣一位有趣的女孩。

那一年她剛大學畢業，進了一家私人企業。由於是工科背景，她所在辦公室裡男多女少，當時我跟她打趣說：「男多女少好啊，這樣你才能比較『吃香』，至少勞力工作永遠輪不到你頭上了。」她卻略帶憤怒地說：「好什麼好，您是不知道，他們都說我是『男人婆』，一點女人味都沒有！」她接著說：「也不知道是工作忙，還是被那些傢伙氣的，從畢業到現在，額頭上的痘始終冒不停，而且嘴巴裡老是發苦、發乾，三天兩頭鬧口腔潰瘍，更氣人的是，即使睡前不喝水，夜裡也總是起來上廁所。」更有意思的是，她為了修練所謂的女人味，還買了不少關於女人氣質修練的書，只是始終不見成效。看她那煩惱的樣子，我說：「女人味雖然沒有什麼特別明確的定義，但它必然要以女人的嫻靜之味、淑然之氣來體現，而要實現這一點，僅僅靠氣質修練是不夠的，而是要從根本上保養好自己的身心。」她聽完，一雙充滿好奇的大眼睛盯著我看，問我什麼叫從根本上保養身心，於是我給她講了中醫臟腑理論中的心腎相交。

心屬火，藏神，居上焦，為陽中之太陽，為火臟；火性光明，具有燭照萬物的力量。腎屬水，藏精，居下焦，為陰中之太陰，為水臟；腎精默默無語地為全身提供活力，生產元氣，讓我們的生活充滿福氣。心陽下交於腎以資助腎陽，抑制腎陰而使腎水不寒；腎陰上濟

於心以資助心陰，抑制心陽而使心火不亢。如此，則心腎陰陽之間既對立又統一，共同維持人體的陰陽和平，水火既濟的協調關係。

所以女人想要不生病，由內而外地綻放女人味，一方面要讓體內的心火往下走，以便能和腎水交融在一起，溫暖腎水；另一方面要讓腎水上濟於心，以便能和心火交融在一起，冷卻亢盛的心火。如此一來，心火不會過熱，更不會蔓延，腎水也不會過涼，不會氾濫，兩相平衡。

如果心虛不能引心火下濟腎水，而使腎陰相對過盛，人就會心煩、心悸、睡眠品質差、口舌生瘡、小便短赤、神疲、苔白脈弱等；如果腎虛，腎水約束不了心火，心火往上竄，就會導致臉上長痘痘、嘴裡發苦發乾、口腔潰瘍及夜尿較頻等，前文提到的這個女孩兒就屬於腎虛類型。其實，女人如果腎虛嚴重，不僅沒有足夠的能量去降心火，還會造成身體元氣大虧，引發乳房發育不全、頭髮脫落、視聽能力下降、月經不調、性冷淡、早衰、更年期提前等各類病症。

於是，我建議她每天晚上6點半到7點半間，趁著腎經和心包經相交接之時，按摩腎經和心包經，打通這兩條大脈，才能實現心腎交濟。具體就是每條經脈按揉到發酸發脹為止，而且，按摩的時候要順著經脈找痛點，皮下有條索狀和硬塊的地方還要重點加以按摩撥揉，把條索和硬塊揉開，將痛點揉到不痛為止。

一個多月以後，我接到了她的電話。她開心地告訴我，那些惱人的痘痘基本都消失了，不僅火氣消了，夜裡也不頻尿了，睡眠品質非常高。同時，由內而外地改變，不僅讓她工作起來精力特別充沛，還扭轉那些男同事對她關於「男人婆」的印象——大家都說她越來越像女人了。

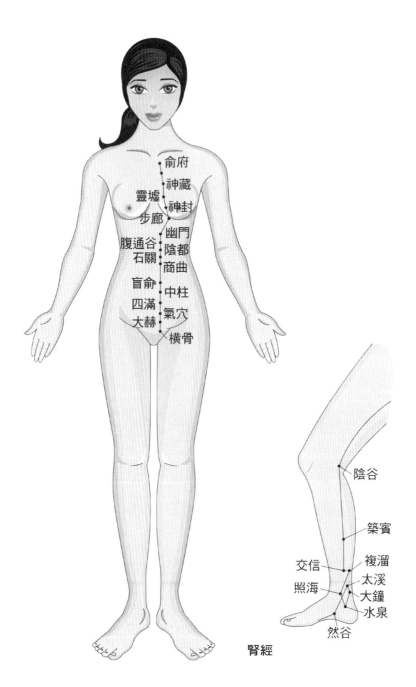

俞府
神藏
靈墟　神封
步廊
幽門
腹通谷　陰都
石關　商曲
盲俞　中柱
四滿　氣穴
大赫
橫骨

陰谷

築賓

交信　複溜
太溪
照海　大鐘
水泉
然谷

腎經

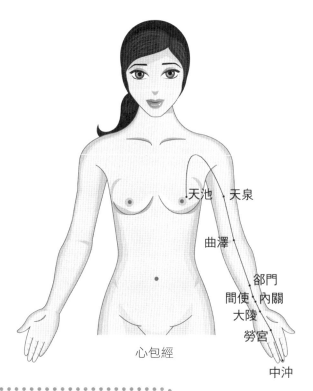

·天池 ·天泉

曲澤·

郄門·

間使·內關·

大陵·

勞宮·

中沖

心包經

 趙老師養生答疑錄

Q：我曾經是精力很充沛的一個人，可最近一年多經常失眠多夢、心悸、腰膝酸軟、耳鳴、大便稀溏，而且還經常感覺胸悶氣短、疲憊不堪。不僅如此，先生還說我性冷淡，請問我到底是哪裡出了問題？

A：這些症狀應該是心腎不相交所致。心腎陰陽兩虛，皆不能發揮正常的生理功能，於是，心火不降，腎水不升，心腎不交。治宜雙補心腎，以複其氣。建議您每天晚上6點半到7點半之時，按摩腎經和心包經。

看耳朵，就知道你的腎好不好

入行這麼久，總有朋友問我，都說腎是人體的能量源，如果養不好它，到底對身體有多大危害？怎麼才能知道它到底好不好呢？

其實，腎藏精，腎精生化腎氣，這個概念反映了腎的功能活動，對人體的生命活動尤為重要。若腎氣不足，女性不僅早衰損壽，而且還會發生各種病症，對健康極為不利。具體表現主要有以下五個方面：

1.封藏失職： 腎氣不足，女性會出現帶下清稀而多、清冷。腎氣不足，膀胱失約，會表現為小便頻數而清長，夜間更為嚴重，嚴重時還會小便餘瀝不盡或失禁。

2.腎不納氣： 腎主氣，腎氣不足，氣失所主，氣逆於上，表現為喘息氣短，氣不連續，呼多吸少，唯以呼氣為快，動則喘甚，四肢發冷，甚而危及生命。

3.主水失職： 腎氣有調節人體水液代謝的作用。女性腎氣不足，水液代謝紊亂，就會造成水失所主，導致水腫發生，還會引起頻尿、尿失禁或者尿少、尿閉。

4.耳鳴失聰： 腎氣不足，不能充養於耳，會造成腎虛耳鳴，聽力減退，甚至耳聾。

5.衰老提前： 腎氣在推動人體生、長、壯、老、死中有著重要作用。腎氣不足，五臟六腑功能減退，就會出現諸如性功能減退、精神疲憊、腰膝酸痛、鬚髮早白、齒搖脫落等衰老現象。

歷代醫學專著多有關於「察耳」、「望耳」、「觀耳」、「診

耳」的記載。《靈樞・本臟篇》云：「高耳者腎高，耳後陷者腎下，耳堅者腎堅，耳薄不堅者腎脆。」王明鑒《症治準繩》曰：「凡耳黑，皆為腎敗。」人的體內器官組織發生病變時，在耳朵特定部位就會出現相應的變化和反應，腎臟也不例外。對此，常用的觀察方法有：

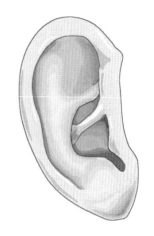

1.**耳郭較長，耳垂半滿**：是腎氣盛健的象徵，腎氣充足者多健康長壽。

2.**耳垂肉薄呈咖啡色**：常見為腎臟病和糖尿病。

3.**耳輪色白且耳薄面白**：多見於遭突寒冷刺激以及病情垂危之人。正常耳朵的顏色紅潤，變成他色必有病因。如果耳薄面白，此是嚴重腎敗的表現，因為中醫認為腎開竅於耳。若還有其他症狀，例如毛髮枯萎，齒落腰痛，肢軟無力等，就構成了病危之症。在此疾病的醫治過程中，如耳朵變白，應當提高警惕，以防腎氣衰敗，最終危及生命。

4.**耳朵瘦小，甚至枯萎**：此種症狀多見於嚴重的體能消耗疾病以及病程的後期階段。中醫認為，這是由於精氣不足，其表象多為腎精虧損或者腎陽耗竭。本症如拖延日久，精氣消耗殆盡，極易造成衰竭現象，故病情危重者應住院進行治療。

總之，一個腎功能比較好的人其精神也好，平時走路腳步輕快、不失眠、耳聰目明；而腎功能差的人，夜尿比較多，經常有頭昏眼花、腰痛腿軟、眼圈發黑、容易脫髮等問題。

Q：我聽說腎臟與人體的排尿有關，那請問是不是觀察排尿情況就可以知道自己的腎臟有沒有出問題？

A：根據日常尿量來判斷腎臟的健康狀況確實是一種途徑。一般正常人每天的排尿量應該在1500-2000毫升左右，正常飲水的情況下多於2500毫升或少於400毫升，有可能是腎出現了問題，提醒您及時到醫院就診。

荷爾蒙是你一輩子的好情人

　　人體就像一部精密的儀器，每時每刻的運轉都由自身能量系統來供能，以完成各種生命活動。而在這個生命運轉的過程中，我們還必須感謝一種叫做荷爾蒙的神奇物質。

　　荷爾蒙就是我們常說的激素，其名字源於希臘文，是「啟動」的意思。它在我們體內的量非常少，但它的力量卻遠遠超乎想像。它能夠透過調節蛋白質、糖和脂肪等物質的代謝與水鹽代謝，維持人體物質代謝的平衡和能量代謝的平衡，為你的一舉一動、生長發育、情緒變化等各種生理活動提供能量。當女人進入青春期，女人體內的荷爾蒙便開始快速運轉，促進身體發育，使一個充滿稚氣的小女孩蛻變成一個女人味十足的魅力女人。到了生孩子的年齡，女人的排卵、受孕

及生育整個過程，都離不開荷爾蒙這位功臣的調節。甚至進入更年期以後，荷爾蒙的起伏變化都影響著女人的健康與衰老。

你可能會問：「荷爾蒙看得見嗎？我怎麼知道它不夠了呢？」沒錯，我們的肉眼是看不見荷爾蒙的，但是女人一旦缺乏荷爾蒙，就會在身心各方面的非常態變化表現出來。一般來說，荷爾蒙不足主要表現在四個方面：

1.失眠頭痛。主要症狀有失眠、多夢、疲倦、頭痛。晚上催眠的方法皆用盡，還是無法入睡；白天注意力不集中，睏倦嗜睡，嚴重影響日常生活。

2.月經不調。總是不按時出現，不是提前就是推後。

3.皮膚衰老。主要表現為皮膚鬆弛、粗糙，毛孔也膨脹粗大起來，甚至連色斑也跳出來搗亂。

4.煩躁胸悶。經常心慌氣急、易激動甚至狂躁，有時很難控制自己的情緒；夜間睡覺時會因為胸悶而被憋醒，嚴重時血壓會出現不穩定的現象。

中醫指出，在人體的五臟裡，與荷爾蒙分泌有最密切關係的就是腎了。腎臟具有調節荷爾蒙分泌平衡的作用，身體出現一些不良症狀，它會首先做出反應，所以想讓荷爾蒙成為你一輩子的好情人，先要補好腎。除了黑色食物（黑芝麻、黑豆等）益腎外，依據易理，腎為坎卦，坎卦對應為水，所以在水中生長的動植物都較多的得了坎水之氣，補益人體坎水（腎臟）的效果同樣很好。在這裡，為大家簡單列舉幾種補益人體坎水之腎的動物類食品。

坎為水，魚類生活在水中，得了坎水之氣，可以直接補益人體之腎，所以，魚補腎首當其衝。魚有多種烹飪方法，平時可依據自己的

口味烹製，如果是作為保健，還是用魚燉湯喝，滋補效果最好。番茄魚片就是一道不錯的選擇，做法是：準備草魚肉200克，洋蔥50克，番茄2個，再根據個人口味，準備適量的油、料酒、白糖、鹽、雞精、太白粉等配料。將洋蔥切片、蕃茄切塊；草魚肉切成薄片，加上料酒、太白粉醃製，與洋蔥、蕃茄放入開水鍋中汆熟，備用。鍋內加適量油燒熱，放入汆熟的食材，加清水燜熟，調味即可。

　　不過，除了腎臟以外，肝臟和脾臟也對荷爾蒙的分泌有著重要的調節作用，所以在養腎的同時，也不要忽略對肝、脾的保健。黃色食物（豆腐、南瓜、檸檬、玉米、香蕉和鵪鶉蛋等）可以健脾，增強胃腸功能，恢復精力，補充元氣，進而緩解女性荷爾蒙分泌衰弱的症狀；綠色食物（菠菜、白菜、芹菜、韭菜、青花菜等）含有對肝臟健康的葉綠素和多種維生素，能清理腸胃防止便秘，保持體內的酸鹼平衡，女性朋友平時應多攝取這兩類食物。

趙老師養生答疑錄

　　Q：同事跟我說打雌激素可以緩解更年期，讓自己年輕起來。我總感覺這種東西有些玄，不知道是不是真的？還有，這東西對人體有沒有害處呢？

　　A：補充雌激素確實有防治更年期相關疾病的作用，同時也可抗衰老。但據科學研究證實，補充人工雌激素會導致某些癌症發生率增高。可以說，補充雌激素對更年期婦女有利也有弊，至於如何揚長避短已成為醫學界關注的一個問題。所以補充雌激素應遵循一定的原則，建議你去醫院諮詢相關專家再做決定。

不要忽視滋陰補腎的寶貝——枸杞

不久前我去藥店買枸杞子，回來的路上遇到一位老鄰居。她看我拎著半塑膠袋的枸杞子，好奇地說：「買這麼多枸杞子幹啥？難不成要拿它做菜？」我笑著答「是」，她偏說我在跟她開玩笑。可事實上，這不是玩笑，而是非常有用的保健養生知識。為了讓她清楚枸杞的神奇功效，我耐心地給她解釋起來。

枸杞是中藥裡滋陰補腎的寶貝食物，尤其是枸杞子和枸杞芽，前者是枸杞的果實，後者是枸杞萌生的嫩莖葉，都是植株的高能量部位。中醫指出，枸杞，性味甘、平，歸肝、腎經，具有滋陰補血，補肝益腎，養血，益精，明目，潤肺的功效。她一聽滋陰補血，一下子就來了勁，說：「那女人吃了也應該很保健啊？我上次聽演講，說女人養生關鍵就是滋陰補血。」我回答說：「沒錯，不僅男人應該吃，女人同樣應該吃，而且枸杞的功效不只在滋陰補血上，補腎更是關鍵。」待我這麼一說，她越發對枸杞感興趣了。原來，她前一陣子因為眼花耳鳴去看中醫，醫師讓她好好補補腎。

事實上，枸杞確實非常了不起，不僅主治腎陰虛及精血不足所致的眩暈、眼目昏花、視力下降、耳鳴、腰膝酸軟等症，還對糖尿病體虛、目澀者有效，可謂是女人滋陰補腎的不二之選了。而且與其他中藥不同的是，它無需煎熬等複雜的工序，直接與合適的食物搭配著做成菜便可食用，既方便又美味。說得她很心動，非要我介紹幾款關於枸杞的食譜。想了半天，於是我給她推薦了枸杞子炒肉絲和枸杞芽煎雞蛋這兩款菜式。

枸杞子炒肉絲具有滋陰補腎，明目健身之功效，適用於體弱乏力、腎虛目眩、視物模糊等症。做法是：準備枸杞子、豬油各100克，青筍100克，豬瘦肉500克，白糖、醬油、食鹽、味精、香油、料酒各適量。然後將豬瘦肉洗淨，切成長絲；青筍切成細絲；枸杞洗淨待用。待炒鍋加豬油燒熱，再將肉絲、筍絲同時下鍋，烹入料酒，加入白糖、醬油、食鹽、味精拌勻，投入枸杞，翻炒幾下，淋入香油，炒熟即成。

枸杞芽，又名枸杞苗，春季採摘其嫩葉，煎雞蛋吃，不僅可養肝益腎，對眼目昏花乾澀，夜盲等症同樣療效顯著。做法是：準備鮮枸杞苗30克，雞蛋2個。將枸杞苗洗淨切碎，加入打散的雞蛋中，再入食鹽少許調勻，以食油煎熟服食。

這位鄰居覺得這兩道菜太簡單了，說回去就要嘗試一下。後來有一次我在路上遇到她，問她感覺如何，她說：「還好上次遇上你了，枸杞子和枸杞芽炒菜真是好吃又方便。而且還很管用！」她說自己每星期做一次，因為怕吃膩了，有時候用枸杞子，有時候用枸杞芽，結果不到三個月，眼睛和耳朵都比以前好了。看著她開心的樣子，我也挺替她高興。不過說到根源，還是腎好了，很多小毛病自動就消失了。

最後提醒各位女性朋友，枸杞子溫熱身體的效果相當強，正在感冒發燒、身體有炎症、腹瀉的人最好別吃；使用枸杞不能過量，一般來說，健康的成年人每天吃20克左右的枸杞子比較合適，如果想有治療的效果，每天可以吃30克左右。

趙老師養生答疑錄

Q：我剛剛步入中年，感覺身體抵抗力越來越差，去看中醫，說是腎虛了，需要補一補，給我推薦了枸杞子。我覺得自己身體比較虛弱，不知道能不能承受得了這種中藥？

A：最適合吃枸杞子的就是體質虛弱和抵抗力差的人了。女人進入中年以後，腎臟能量出現衰減，枸杞子作為枸杞植物的高能量部位——果實，具有很好的滋陰補腎效果。只要你遵照醫囑，注意量，且不在感冒發燒、身體有炎症或腹瀉時吃就可以了。

 ## 太溪穴，賦予女人旺盛的生命力

　　一個生命力旺盛的女人，無論在家裡還是在外面，總能給人積極、樂觀、向上的感覺，讓人們覺得她不僅活著，而且活得非常好。很多人覺得這種生命力是與生俱來，是無法改變的，可事實上，我們養好腎臟，就可以擁有旺盛的生命力。

　　我曾遇過兩位女性朋友，都很有經濟實力，家庭事業也都非常得意，但兩個人看上去都是一副有氣無力的樣子。按照她們的話說，自己的內心是非常積極陽光的，但就是表現不出任何活力。其中一位常年足跟痛，去大醫院檢查多次都沒發現什麼毛病，而另一位經常咽喉

乾燥，唾液基本沒有，喝水也不管用，本以為是患了慢性咽炎，可到醫院檢查什麼毛病都沒有。她們倆分別找到我，跟我訴說著自己的那些「怪事」。雖然症狀有別，但我用同樣的話回答了她們：「有什麼可奇怪的呢？腎臟的能量充盈了，一切自然迎刃而解。」

對於前一位，為什麼會痛？痛就是有淤血，停在那裡不動了，造成局部不通，不通則痛。只要把好血引過去，把淤血沖散，自然就不痛了。我建議她每天多揉太溪穴，順著太溪穴把腎經的氣血引過去，只要太溪穴被啟動了，新鮮血液就會把淤血沖散吸收，然後再循環帶走，自然就不會再痛了。

對於後一位，腎主津液，腎陰不足，當然會咽喉乾、沒有唾液了。同樣，揉太溪穴就能補上腎陰。我建議她每天按揉太溪穴，最好一邊按揉一邊做吞咽動作，使效果最大化。

中醫認為，腎是人體的先天之本，有藏精主生殖的功能，其內深藏著人體的元陰元陽。而太溪穴是腎經的原穴，具有明顯提高腎功能的作用，因此既可以補腎陰，又可以補腎陽，具有滋腎陰、補腎氣、壯腎陽、理胞宮的功能，是古代醫籍中記述的「回陽九穴」之一。

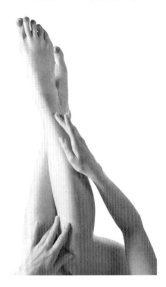

《會元針灸學》中有這樣的記載：「太溪者，山之谷通於溪，溪通於川。腎藏志而喜靜，出太深之溪，以養其大志，故名太溪。」太，大也；溪，溪流也。太溪就是大的溪流，所以

說，要想滋陰補腎、修復先天之本，就必須
啟動腎經，而要啟動腎經，就要從太溪穴著
手，也就是從源頭開始，太溪穴就是腎經的
源頭。透過按這個穴位，讓它再撞擊、通絡
別的穴位，最後把整條腎經都打通，正所謂
「牽一髮而動全身」，最後，你就會發現整
個身心在不知不覺中都改善了。就像我前面
提到的那兩位朋友，按了兩三個月太溪穴，

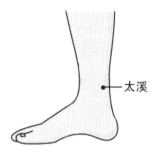
——太溪

我們再見面的時候，兩人都精神飽滿，那些曾經讓她們煩惱的小毛病
也煙消雲散了。

　　太溪穴在足的內側，內踝後方和腳跟肌腱之間的凹陷，可以以坐
姿或者仰臥的姿勢來取穴。太溪穴是足少陰腎經的輸穴和原穴，輸穴
就是本經經氣彙聚之地，原穴就是腎臟原氣居住的地方，太溪穴合二
為一。每次點按與溫灸太溪穴各5～10分鐘，具有滋腎陰、補腎氣、溫
腎陽之功效，相當於吃了幾顆六味地黃丸。

　　如果家裡有高血壓、腎炎病人，也可以經常為他們按揉太溪穴，
可使高血壓有效降低，而且對尿蛋白也有治療效果。手腳怕冷或發涼
的人，可以在睡前按摩太溪穴，在每天反復刺激之下，慢慢會感覺到
暖和的。

　　此外，太溪穴在治療脫髮掉髮方面具有非常好的效果。生活中，
如果長時間處於過大的壓力中，人體會出現一些不適症狀，掉髮是常
見的情況，而掉髮過多不僅影響美觀，還會連鎖引起失眠、飲食不佳
等更嚴重的疾病症狀，只要堅持按摩太溪穴一段時間，就能逐漸改善
這些症狀。

趙老師養生答疑錄

Q：我今年剛30出頭，可頭髮掉得厲害，每次梳頭一掉就是十幾根，請問我該怎麼辦呢？

A：中醫認為頭髮跟腎中精氣是否充盈有很大關係，所以脫髮和掉髮要針對腎經的穴位進行治療。即便是治療髮質的改變，如出現黃髮、白髮，最重要的還是太溪穴，經常按摩太溪穴，可促進頭部血液循環，提高新陳代謝，有效防止掉髮。

冬季養腎保精，來年才會生機勃發

如果讓你選：一年四季，最希望停留在哪個季節？恐怕大多數女性都會選擇春季。那陽春三月，花紅柳綠，春光明媚，是眾多女性愛戀的季節。愛那萬物的勃勃生機。其實，這個時候也是人體陽氣生機勃發的時候。但你可能想像不到，身體在春天的陽氣生發狀況，卻由腎臟在冬季保養的情況來決定。

中醫認為，人體的能量和熱量來源於腎，人體衰老與壽命的長短在很大程度上決定於腎氣的強弱。而冬屬水，其氣寒，主藏。冬天藏得多了，春天才能生發得多，否則即便春季陽光燦爛，你的身體依舊會動力不足。而且，由於冬季人體陽氣閉藏後，新陳代謝相應較低，要依靠生命的原動力——「腎」來發揮作用，以確保生命活動適應自

然界的變化。所以，女人在冬天要以養腎保精為先，這樣才能過一個平安的冬季，並為來年陽氣生發打好基礎。

具體做法應以閉藏為主導，以溫補為大法，建議大家從四大方面來進行：

1.科學飲食，正確進補：冬季飲食上應以保陰潛陽為原則。元代營養學家忽思慧在《飲膳正要》中指出，冬氣寒，宜食以熱性治其寒。主張進熱食，並給予溫補陽氣類膳食，故多選用羊肉、蝦、韭菜、麻雀蛋、木耳、龜等食物；不可食用生冷食物，宜食用菠菜、豆芽等新鮮蔬菜。冬季飲食宜少鹹增苦，以養心氣，因為冬季腎水正旺，鹹屬水，心屬火，多食鹹味則助水克火，令心受病。心屬苦味，多食苦味之品，以保心腎相交。

不過，進補者應根據身體的陰陽盛衰、虛實寒熱，因人而補。如偏陽虛者，以羊肉、雞肉等溫熱食物為宜，可有溫中益氣、補精填髓之功效。偏陰虛者，以食鴨肉、鵝肉為好，鴨肉性甘寒、有益陰養胃、補腎消腫、化痰止咳作用，鵝肉性味甘平，鮮嫩鬆軟，清香不膩。

2.起居有常，心身安康：冬三月，應以斂陽護陰，養「藏」為原則。《素問 四氣調神大論》指出：「早臥晚起必待日光。」清代石成金在《養生鏡》中告誡人們：「冬三月乃水藏閉澀之時，最宜固守元陽，以養真氣。」這就要求在起居方面做到作息有時，以順乎自然規律。早睡以養人體陽氣，待日出後起床以養陰氣，有利於人體「陰平陽秘，精神乃治」。

在穿戴睡臥上要注意防寒保暖，張仲景在《金匱要略》中有「冬衣伸足臥，則一身俱暖」的名言，穿的內衣、棉襖、棉褲以純棉布為

宜，和暖貼身，再套上外衣，可抵禦寒冷；冬季手腳易凍，外出要戴手套；鞋襪宜保暖透氣、吸濕性好，鞋底要防滑，腳暖則一身皆暖和舒暢。有些愛美的女性喜歡在冬季穿裙子，其實非常不可取。

3.**調養情志，動靜有度**：腎主水，藏精，在志為驚與恐，與冬令之氣相應。《黃帝內經 素問 六節臟象論》說：「腎者主蟄，封藏之本，精之處也。」心主火，藏神，只有水火相濟，心腎相交，方可神清心寧。因此，在冬月閉藏之時，應調養心腎，以保精養神。《素問 四氣調神大論》指出：「使志若伏若匿，若有私意，若已有得。」就是要人們避免各種干擾刺激，處於淡泊寧靜狀態，方可使心神安靜自如，含而不露，秘而不宣，給人以愉悅之美。

由於冬季朔風凜冽，陰雪紛紛，易擾亂人體陽氣，變得委靡不振。現代醫學研究指出，冬天易引發憂鬱症，使人情緒低落，憂鬱寡歡，懶得動彈。這在情志養生方面應做到：在風和日麗的天氣到外面曬太陽，堅持適度鍛鍊和參加豐富多彩的娛樂活動，注意動靜結合，動可健身，靜可養神，體健神旺，可一掃暮氣，精神振奮，充滿朝氣。

4.**冬練三九，筋骨強健**：俗話說：「冬天動一動，少生一場病；冬天懶一懶，多喝藥一碗。」事實證明，冬天怕冷，終日緊閉門窗，戀床、睡懶覺，或在空氣污染的室內待上通宵，極易導致體質迅速衰退，抵抗力下降，容易患感染性疾病。而長期堅持冬季鍛鍊的人，耐寒力強，不易患感冒、支氣管炎、肺炎、凍瘡等病，也是預防中老年女性骨質疏鬆的良方。

冬季鍛鍊，要因人因地制宜，如身體較弱的中老年女性或有慢性病不宜外出的女性，可在室內做強身按摩、練氣功、保健功、打太極

拳等；而身體好的女性應積極到戶外鍛鍊，如長跑、競走、武術、做健身操、打球、游泳等。

趙老師養生答疑錄

Q：我得糖尿病三年了，腎臟也一直不太好，每到冬天就特別容易發作，而且是一個發作就會牽動另一個，不知道這兩種病之間到底有什麼關係嗎？

A：糖尿病有損於腎臟，可致慢性腎病，而腎病又會加重糖尿病的病情。所以，糖尿病患者冬天一定要注意控制病情，並保養好腎臟，建議定期進行驗尿。

 意守下丹田，腎納氣，女人才有底氣

女人的真正魅力不是光源於美麗的外表，再漂亮的女人如果沒有底氣，就會與很多機遇擦肩而過，甚至本該屬於你的成功可能都會失之交臂。

我有一個朋友，女兒大學畢業一年多了，一直找不到工作，有一次他約我出去喝茶，向我傾吐了很多有關孩子的煩惱。他說他的女兒面試了十幾家公司，沒有一個成功，有些公司自己特別中意，也精心準備了，最後還是失敗。他跟我抱怨說，雖然女兒身體一直比較羸弱，但她的智慧並不弱，不知道為什麼總是遇不到伯樂。我告訴他，與其讓女兒

苦苦等待伯樂，不如由內而外養足底氣。他很費解，問我：「底氣要怎麼『養』？」我便詳細地給他講了底氣的發源與修養。

人的元氣發源於腎，藏於丹田，借三焦之道，周流全身，以推動五臟六腑的功能活動。也就是說，呼吸雖為肺所主，但其根本在腎，腎的納氣功能在外氣循環中有著呼吸之根的作用。肺從自然界所吸入的清氣，必須要通過腎的攝納，才能有根，有深度，才能進入體內，否則，呼吸就會表淺、短促，難以入體內。腎不納氣，身體就不能進行有效呼吸，結果就是嚴重的氣不足。像朋友女兒那樣身體虛弱的人，呼吸表淺，說話有氣無力，時斷時續，就是人們常說的沒有底氣。其實底氣就是腎氣，腎氣虛弱，影響納氣，就沒有底氣。

簡單地講，這種決定人體強弱，關係人體生死存亡的元氣盛衰，全依賴丹田。丹田元氣充實旺盛，就可以啟動人體潛力，使真氣能在全身循環運行。不過，丹田在人體內有三處，兩眉之間的印堂穴稱為「上丹田」，這是煉神之所；在兩乳之間的膻中穴稱為「中丹田」，這是煉氣之所；在臍下三寸的關元穴稱為「下丹田」，這是煉精之所。

古人一直認為下丹田和人體生命活動的關係最為密切。它位於人體的中心，是任脈、督脈、沖脈三脈經氣運行的起點，十二經脈也都是直接或間接通過丹田而輸入本經，再轉入本臟。下丹田是真氣升降、開合的基地，也是女子養胎的地方。《難經》裡講：下丹田是「性命之祖，生氣之源，五臟六腑之本，十二經脈之根，陰陽之會，呼吸之門，水火交會之鄉。」所以氣功家多以下丹田為鍛鍊、彙聚、儲存真氣的主要部位，因此也被稱為「氣海」。

刺激下丹田穴可用按揉或艾灸的方法，還可以通過意守丹田而達

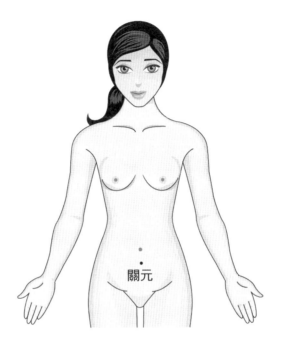

關元

到保健腎臟的功效。日常生活中，人們採用的多是靠胸廓的起伏達到
呼吸的目的，即胸式呼吸，這樣肺的中下部就得不到充分的利用，同
時也限制了人體吸入的氧氣量。而腹式呼吸是加大腹肌的運動，常有
意識地使小腹隆起或收縮，進而增加呼吸的深度，最大限度地增加氧
氣的供應，就可以加快新陳代謝，減少疾病發生。意守丹田就是一種
有意識的腹式呼吸。我親自示範給朋友看，讓他回家後可以準確地傳
授給女兒：首先放鬆腹部，用手抵住氣海，徐徐用力壓下，有意識地
將氣導入氣海穴；在壓時先深吸一口氣，緩緩吐出，緩緩用力壓下，6
秒鐘後再恢復自然呼吸。如此不斷重複，則可修養底氣，強身健體。

　　朋友很感謝，說回家一定要督促女兒練習。隨後，我又告訴他下
丹田還主治性功能衰退，對婦科虛性疾病，如月經不調、崩漏、帶下

等，都有很好的防治作用，特別對中老年女性有奇效。他還說要把這種無須擔心任何副作用的簡單養生法也推薦給妻子，我於是回答說：「無論男女老少，誰都能練習。只要腎納住氣，納足氣，女人活的就有底氣。」

趙老師養生答疑錄

Q：我剛剛開始練習「意守丹田」，可始終感覺不到什麼收效，不知道是不是有什麼需要注意的地方給疏忽了呢？

A：在練功的初期，由於思想不容易一下子集中，丹田不能馬上守住，可先採用逐步放鬆法，使思想漸漸集中，雜念逐步減少，才能達到氣沉丹田的入靜狀態。意守的目的之一是為了預防和排除雜念，在運用過程中，不要過分用意，要似守非守，若即若離。

 ## 口水是最天然的補品，強腎又健脾

有一次我和幾個好朋友一起吃飯，飯後大家閒聊了起來。在座的一位女性朋友問我：「你研究的養生跟玄學有沒有關係？」這突如其來的問題把我弄得丈二金剛摸不著頭腦，於是我問她：「為什麼這麼問？」她說：「八仙過海裡呂洞賓有句話是『自飲長生酒，逍遙誰得知。』如果這個世界上真有呂洞賓所說的『長生酒』，那想健康長壽

不就沒問題了！」我終於明白了她的意思。不過她沒有想到的是，世界上真的有這種「長生酒」，而且就在我們的身體裡。

呂洞賓所說的「長生酒」，其實就是指我們的的口水，即唾液。中醫認為唾和液是兩個不同的東西。《黃帝內經》中說：「五臟化液……脾為涎，腎為唾。」脾液為涎，就是我們平時說的口水，腎液為唾。腎是先天之本，脾是後天之本，而唾液就來源於人的這兩個根本，所以我們不要隨地亂吐口水，這可是養生之大忌。

明代李時珍說：「人舌下有四竅，兩竅通心，兩竅通腎氣。心氣流於舌下為靈液。道家語之金漿玉醴，溢為醴泉，聚為華池，散為津液，降為甘露，所以灌溉臟腑，潤澤肢體。故修養家咽津納氣，謂之清水灌靈根。」意思就是，唾液是由人體精氣上升而形成的，它處在不斷的運動變化之中——溢、聚、散、降。這就像自然界的風雲際會一樣，水由下而上，溢成氣，聚成霧，散為雲，降為雨露，滋潤大地萬物。唾液也像自然界的雨露一樣，升降循環，滋潤著人的五臟六腑。

現代醫學也發現，唾液除含有99%的水外，還含有唾液澱粉酶、酵素、荷爾蒙、黏多糖、黏蛋白、溶菌酶、鈉、鉀、鈣等，它可防止口腔乾燥，潤滑食物，還可清潔口腔，沖洗殘留在口腔中的食物殘渣。當有害物質進入口腔時，唾液可有沖淡和中和的作用；唾液中的溶菌酶具有抑菌作用，能阻抑空氣或水中的多種細菌生長；唾液中的免疫球蛋白等物質，能防止細菌附著，抑制其生長。因此，唾液具有潤澤口腔、滋潤食物、幫助消化、抑菌免疫等作用。

正因如此，「吞嚥口水」是強腎健脾的重要養生途徑。古時將其稱為咽津，亦稱「赤龍攪海」、「胎食」，是一種常用的強身健體方法。女性經常正確地吞嚥口水，對牙齒、容顏、皮膚、頭髮等與腎

功能相關的外在表現都大有裨益，同時，還有益脾胃對食物的消化吸收。當我說到這裡的時候，在座的那些女士們都迫不及待想知道具體要怎麼做，我告訴她們，方法很簡單：

首先，上身自然挺直，安然坐於凳上，兩腿分開如肩寬，兩手輕放於大腿上，嘴唇微合，全身放鬆，摒除雜念。

其次，自然呼吸，輕閉雙目，思想集中在口腔處。口微微合上，將舌頭伸出牙齒外，由上面開始，向左慢慢轉動，一共轉12圈，然後將口水吞下去；之後再由上面開始，反方向再做一次。

最後，口微微合上，這次舌頭不在牙齒外邊，而在口腔裡，圍繞上下顎轉動。左轉12圈後吞口水，然後再反方向做一次。

她們當場就隨著我的指導試了一下，都說「太簡單了！」，於是我提醒說：「你可別小看了這個簡單的養生法，只要持續做，就會受益匪淺。」如今，有很多女性都煩惱牙齒不好、食欲不佳、感覺自己老得快等各類跟腎臟和脾臟有關的問題，而且忙得既沒時間去做強腎健脾的保健調理，又沒心思去做美味的食療。對此，我覺得這種簡單、省時又省事的吞嚥口水法，再合適不過了。

 ### 趙老師養生答疑錄

Q：我聽說經常吞嚥口水能養生，對腎有益處。請問運用這種方法的時候有沒有時間限制或者次數限制呢？

A：吞嚥口水對腎臟和脾臟都大有益處。這個方法在清晨、午休、晚上休息前都可進行，並沒有次數上的限制。

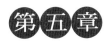

第五章

排掉毒濁負能量，
永保青春芳華與似水容顏

　　很多女人都很好奇：為什麼自己的臉色會「無緣無故」地暗淡、無光、枯黃？為什麼原本非常光滑的臉蛋會「無緣無故」地長斑、長痘？為什麼風華正茂的年齡會「無緣無故」地遭遇老態龍鍾的樣子⋯⋯其實，世上沒有無緣無故的事兒，這一切都是有原因的，以上現象均與人體內存在大量毒素有關。只有排清毒濁負能量，女人才能永保青春芳華與似水容顏。

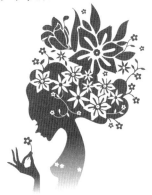

打通體內排毒通道，修練美麗容顏

　　肌膚滋潤、容顏美麗，可說是每位女性的追求，特別是那些年輕女性。關於這方面，能量養生學指出，氣順血暢所帶來的正向好能量，是女人健康、靚麗的根本，而毒濁因素所產生的負能量，則是毀掉這一切的「禍首」。

　　大家都知道交通道路的劃分，如果弄錯了車道，就很容易發生交通事故。其實能量在我們身體裡的運行也與之類似，應走正能量的「道路」就不該闖入負能量，該排負能量的「道路」也不應洩漏正能量。很多女人失去美麗的容顏，就是沒有注意到這一點。

　　人體內各種毒素在細菌作用下產生大量有毒物質，當排出這些有毒物質的通道受阻時，一部分會隨血液循環危及人體全身，一部分會轉而通過皮膚向外滲溢，使皮膚變得粗糙，出現痤瘡、雀斑、黑斑、皮疹等一系列中毒症狀。這些危害「輕易」破壞女人的肌膚健康和容顏美麗，因此，聰明女人不僅應注意體表的美麗，更應重視體內「環保」，若能打通人體的排毒管道，使毒素順利排出，並保持體內排毒管道暢通，就能保持健康美麗的容顏。

　　我認識一位女士，三十出頭，卻一副四十好幾的樣子，臉上有色斑不說，皮膚還非常乾燥，精神也萎靡不振，試過很多名貴化妝品，但都不見成效，於是便來找我，問有沒有什麼好的解決辦法，我告訴她一定要打開體內的排毒通道。就以她的問題來說吧，皮膚是人體排毒管道之一，一旦毒素存在體內排出不暢，皮膚必將深受其害，產生諸如痤瘡、色斑、皮膚乾燥、失去彈性等多種疾病和不適。同時，

皮膚的健康與否也反映人體全身的健康狀況，是人體內臟腑、陰陽氣血是否調和的反映。健康情況不好，皮膚當然不會好，精神萎靡不振的人，大都面容枯槁，形色晦暗，只有打通體內排毒管道，使毒素排出通暢，恢復人體正常功能平衡，才能達到養顏美容、健康美容的目的。

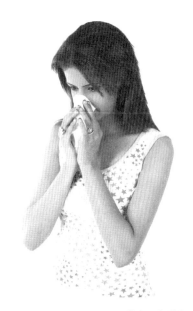

我告訴她，打通體內排毒管道，排便、排尿、排汗和排氣（即放屁）是四大主要途徑。平時要多吃些通便、潤腸、利尿的食物，如冬瓜、番茄、西瓜、蜂蜜等；適當地運動，讓身體出些汗；日常注意調理呼吸，偶爾打個噴嚏也不錯。當然，在「排」的同時也不要忘記「補」，因為外來之毒和內生之毒進入人體後易傷耗精氣，對人體造成多種損害，使體內正氣受損，臟腑功能失調、失養，並降低人體抵抗力和對外界環境的耐受力，所以要適當地補益人體精氣。但這種補絕非純補，其核心是在排的基礎上補，補的基礎上排，要補得適當，排得合適，兩者互為表裡，共同作用以打通人體內的排毒管道，提高人體免疫力及自身排毒、解毒能力，進而達到排毒解毒、調補養生、養顏美容、健康美容的目的。

那位女士按照我的建議邊排邊補兩個多月，結果氣色比以前好很多，膚質改善了不少，整個人都精神了好幾倍。所以，一個女人想要年輕漂亮，首先就要打通體內的排毒通道。

趙老師養生答疑錄

Q：放屁本是人之常情，可我最近總是放臭屁，雖然有時候不響，但還是弄得周圍人很不舒服，而且自己也很尷尬，有什麼好辦法能抑制一下嗎？

A：放屁確是人體的正常狀態，也是一種排除毒濁能量的形式，不應該去抑制，而要有效調理。想擺脫放臭屁的煩惱，要做好飲食調理。首先，不要暴飲暴食；其次，吃東西時細嚼慢嚥，讓食物和唾液充分混合，以減少吃進去的空氣；再有，多吃根莖類、薯類、五穀雜糧、海藻類等富含纖維的食物，以改善腸內的細菌生存環境，增加有益菌數量；最後，晚餐要少吃，因為晚上胃腸功能比較弱，晚餐吃得過多，容易增加胃腸的負擔，而且也容易在體內堆積。

四個水果排補法，讓你水水靈靈一身輕

人們總喜歡用「水水靈靈」來誇讚膚質佳、精神好的女子，這類女性通常很有朝氣，給人非常陽光的感覺。而若你覺得這是某些天生麗質女性的特權，那可就錯了，其實，單吃水果就可以為女人帶來青春能量，幫助女人排出體內很多毒素。

我歸納了一種叫「四個水果排補法」的排毒保健方法，一天內

將常見水果——蘋果、奇異果、香蕉，按比例有序地搭配食用，可以幫助女性排出體內毒素，保持水潤肌膚，從而實現青春永駐。這種方法，主要是受益於一位漂亮的女營養師。

有一次，我出差開會，恰巧碰到一位漂亮的女營養師。她看上去也就20多歲，肌膚白皙水潤，基本沒有任何瑕疵，整個人看上去神采奕奕，活力十足。與會的不少女士，在羨慕她美麗容顏的同時，都忍不住問她是怎麼保養的？在她們的閒談中我才知道，原來這位看上去20幾歲的女人其實已近50歲了！出於驚詫和好奇，再加上一直想寫一本女性健康的書，我便詳細地向女營養師討教其神奇的保養方法。她說：「沒什麼神奇的方法，就是吃水果。不過要吃對比例，吃對時間，吃對順序。」「好像還挺複雜的？」我不由自主地插了一句。「不複雜啊！每週一次。早上空腹吃一個蘋果，上午吃一個奇異果，下午再吃一個奇異果，最後晚飯前再來一根香蕉就OK了。」原來這麼簡單，當時我就有種推廣此法的衝動，好讓每一位嚮往年輕美麗的女性，都能永遠擁有20幾歲的靚麗。等到出差回來，我仔細揣摩了女營養師的配方，發現這真是一個神奇又充滿能量的排毒養顏方，因為它把水果的好處全都用上了。

蘋果酸甜可口，營養價值和醫療價值都很高，被稱為「大夫第一藥」，是老幼皆宜的水果之一。它含有獨特的果酸，可以加速代謝，減少體內脂肪，有著很好的減肥瘦身效果；它所含的果膠能加速體內排毒，促進新陳代謝。當然，蘋果裡也含有一定量的果糖，可以給身體提供能量，早上空腹吃一個，一方面可有效排除體內毒素，另一方面能給身體補充果糖，使身體不至於因只排不補而出問題。

奇異果是一種保健長壽的水果，因其維生素C含量在水果中名列

前茅，一顆奇異果能提供一個人一日維生素C需求量的兩倍多，被譽為「維生素C之王」。維生素C可促進人體對礦物質的吸收和抵抗自由基的侵襲，同時，奇異果還具有抗腫瘤、抗衰老的作用；而對高血糖、高血脂的患者，奇異果更是健康佳品，因為它含糖量低。所以白天吃奇異果，既可促進礦物質等必要元素的吸收，又可抗衰老。

香蕉氣味芬芳，香甜軟糯，營養豐富，是老少咸宜的一種水果。香蕉營養高、熱量低，含有稱為「智慧之鹽」的磷，又有豐富的蛋白質、糖、鉀、維生素A和C，是相當好的營養食品；更為重要的是，香蕉的膳食纖維含量高，能夠有效促進消化，把人體腸道內的垃圾帶走。此外，香蕉屬於高鉀食品，鉀離子可強化肌力及肌耐力，因此特別受運動員的喜愛。運動場上，特別是網球、足球之類的比賽中，運動員喜歡在上場前吃香蕉，香蕉的糖分可迅速轉化為葡萄糖，立刻被人體吸收，是一種快速的能量來源。晚飯前來一根香蕉潤腸，既促進體內垃圾排出，又能快速給接近饑餓狀態的人體補充能量。

不過，由於此排補法中的奇異果屬寒性食物，所以本方法不適合寒性體質的女性。同時，如果是白天需要消耗大量能量的女性，如從事高運動量或高腦力工作的女性，建議把方中的奇異果改為柳丁或蘋果，因為其果糖含量比奇異果高，可給身體提供更多的能量。

 趙老師養生答疑錄

Q：聽說蘋果和奇異果有助減肥，不知道經期時能不能吃這兩種水果？

A：經期吃寒涼食物過多就容易引起痛經等問題，對身體損

害很大，所以，月經期間宜吃溫性食物。蘋果屬溫性食物，是可以吃的，但奇異果屬於寒性食物，應該避免在經期內食用。

借春筍能量排肝毒，女人輕鬆不顯老

土地如果缺水就會貧瘠，甚至裂開，在這樣的土地上長出的樹木和花草也會是枯黃沒有生氣的；血對女人來說，就如同水對於土地一樣重要。中醫一直強調：「女子以養血為本」，好女人是用血養出來的，血足女人就不顯老，相反，沒有了血，女人的幸福就是無米之炊。

血液是人體的能量庫，也是人體輸送營養和運輸垃圾的載體。它每天穿梭在人體的各個器官組織內，把營養送到五臟六腑，再又把臟腑新陳代謝下來的垃圾帶回，晚上經過肝臟和腎臟進行淨化，生成新鮮血液。中醫裡，肝藏血，女人的肝是身體的大血庫，而且還有解毒功能，一旦被毒素侵襲了，肝就無法進行有效藏血的功能，還會阻礙人體解毒排毒的功能，影響人體免疫功能和許多物質的代謝。所以，好好地養肝護肝，讓肝臟遠離毒素污染，是女人保持年輕、獲得無毒人生的王道。

你可能會問：「我怎麼知道肝有沒有毒呢？」其實，肝臟有了毒素會通過我們的身體表現出來。中醫認為「肝主筋」，指甲是「筋」的一部分，所以毒素在肝臟蓄積時，指甲上會有明顯的信號。如果你的指甲表面有凸起的棱線，或是向下凹陷，則表示肝臟有毒素了。

　　有些女性的乳腺出現增生，尤其是經前乳腺的脹痛明顯增加。由於乳腺屬於肝經循行路線上的要塞，一旦肝經中有「毒」存在，乳腺增生隨即產生，尤其在經血即將排出時，會因氣血的充盛而變得脹痛明顯。所以，這類女性要治本，就需要給肝排毒了。

　　由於肝臟是體內調控情緒的臟器，一旦肝內的毒不能及時排出，阻塞氣的運行，就會產生明顯的不良情緒。那些終日憂鬱寡歡的女性，普遍也是肝臟有毒所致。

　　很多女性經常患偏頭痛，臉頰兩側長滿痘痘，以及出現痛經等症狀，這其實也要到肝上找解答。因為，臉部兩側以及小腹，是肝經和它的搭檔膽經的「統轄範圍」，一旦肝的排毒不順暢，就如同自家的後院會先著火，表現在身體上就是頭疼、長痘痘和痛經。

　　根據這些表徵，你自己就可以判斷肝臟是否受到毒素的侵襲了，如果是的話，就要好好排排毒了。說到這裡，我要給各位女性朋友推薦一位非常有能量的鮮蔬明星——春筍。春天裡，那破土而出肥嫩肥嫩的小筍尖，集結了高蛋白、低澱粉、低脂肪、富含纖維素等多種優點，是大自然奉獻給女人的絕佳美食。中醫指出，春筍具有「利九竅，通血脈，化痰涎，消食脹」的功效，可以滋陰補血，明目通便，化痰消食。說得簡單些，春筍是疏肝護肝的美食，如果你在春天裡肝陽上亢，吃它比吃藥都管用。不僅如此，春筍還具有吸附脂肪、促進食物發酵、助消化和排泄的作用。春天常吃，可以幫助你把整個冬天蓄積在身體裡的垃圾統統排出去，這也是為什麼有人說春筍是春季減肥理想食物的原因了。

　　如果你有空，可以到菜市場去買些春筍回來，炒菜、涼拌都是不錯的選擇。

趙老師養生答疑錄

Q：因為胃口小，我每頓飯吃得都比較少，不過當工作到深夜的時候，我還會給自己補一份宵夜。我的食譜裡基本沒什麼高脂肪的東西，可不知道為什麼，最近一次體檢居然查出了脂肪肝。請問這是怎麼回事呢？

A：引發肝臟疾患的因素並不一定都源自飲食。肝臟排毒時間是晚上11點至凌晨1點，肝的排毒需在熟睡中進行，所以在這個時間段您應該熟睡，而不是為了工作熬夜。此時不睡覺的話，肝臟就無法正常排毒，久而久之肯定會受損。所以，建議您一定要注意夜間充足的睡眠。

兩日排毒法，啟動身體的原動力

我有一位鄰居，有一天突然憂心忡忡地來找我。她說：「老趙，你快幫我看看要怎麼好？」我還以為是出了什麼大事呢，原來是她已經連續幾天沒排便了，起初沒當回事，那天早晨起來發現眼瞼浮腫，而且還覺得渾身乏力。她懷疑自己是不是得了什麼邪病，所以過來要我看一看。我看了看她當時的狀態，覺得她是體內毒素累積太多，造成身體的原動力不足了。於是，我推薦她試試兩日排毒法，要她按照為期兩天的排毒功能表來進食。

第一天

起床：喝一杯鮮榨的蔬果汁或者任何純淨水。

早餐：一大碟水煮蔬菜和一大盤新鮮水果。

上午小食：一小盤葵花子，十二片水果。

午餐：大盤水煮蔬菜或者蔬菜沙拉。

下午小食：少許乾果、果仁、一杯果汁。

晚餐：蔬菜沙拉或大盤水煮蔬菜，一小盤水果。

睡前：小杯脫脂奶，或乳酪。

第二天

起床：一杯水或一杯鮮榨果汁。

早餐：一小碗米粥。

上午小食：一大盤水果（各種水果）。

午餐：一小碗米飯，一大盤水煮青菜。

下午小食：小碟乾果、果仁，小碟水果。

晚餐：小碗米飯，大盤水煮青菜，水果（如蘋果、香蕉）。

睡前：一小杯乳酪或脫脂奶。

聽完我說的食譜，她半信半疑，覺得這種食療沒有藥物來得快。我告訴她「是藥三分毒」，而且她的一切症狀都是毒素所致，用兩天時間把毒素徹底排出去，自然一切問題都解決了，而且可以很快恢復活力。她又問我，「食譜那麼簡單，如果中途餓了怎麼辦？」我告訴她，在進行清除體內毒素時，任何時候覺得餓都可以大量喝水和吃水果。水果不僅容易消化，保持腸道清潔，而且其中豐富的維生素、礦物質，更能提供身體足夠的營養。這下她總算安心地回去嘗試了。

　　第四天，這位鄰居拿著自己包的餃子來我家，說要好好感謝我，看我平時忙，她還特地包了不少餃子給我，盛情難卻，我收下了餃子。問她那兩天的效果怎麼樣，孰料，她一個勁兒地稱有效，說其實第二天眼皮就大致消腫了，到了第三天，感覺全身都清爽了，剛到這第四天，整個人又回到以前精力充沛的狀態了。

　　所以，如果你體內毒素堆積比較嚴重的時候，乾脆就拿出兩天時間徹底排一次毒。要知道，兩天過後，你將會發現光潔重新在你臉上出現，身體也不再疲倦，周身活力充沛，精神更加飽滿。不過在這裡要提醒大家的是，病人和孕婦以及一切身體不適者不可隨意嘗試這種兩日排毒法，如果想試的話，一定要在排毒前請教醫生，不可盲目自行嘗試。

趙老師養生答疑錄

　　Q：我平時一向活力四射，可是最近幾天身體突然像洩了氣的皮球，疲倦不堪，而且連續三天沒有排便了。請問這到底是怎麼回事？

　　A：從這些描述來看，應該是體內毒素出現了堆積無法排出，導致身體能量系統出現異常，進而出現身體動力不足。既然已經連續幾天這樣了，我建議您試一次兩日排毒法。儘快抽兩天時間，把毒素徹底排出去吧。

腹式呼吸法，調動全身好能量

呼吸是人體一種正常的生理現象，同時又是重要的養生之道。人的一呼一吸承載著生命的能量，更重要的是，運用科學有效的呼吸方法保健養生，就等於我們在用自己的氣息調動全身的好力量，既不用花錢、求人，又簡單易行。

我有一位女性朋友，是某事業單位的科長，純腦力工作者。有一次我們在路上遇見了，因為好久沒見，便找了一家茶館坐下聊了聊，隨便談談工作和生活之後，我們又談到了健康這個熱門話題。她說自己最近總是胸悶氣短，我便問她是不是累著了？她一臉不屑的回答：「我那個工作，整天幾乎都是坐在電腦前動腦子，根本沒什麼繁重的活兒，怎麼可能累著？」一聽這話，我說：「癥結找到了。」她一頭霧水，急忙問我：「怎麼了？」我解釋說：「你整天坐在辦公室很少運動，由於坐姿的局促和固定，通常是淺短、急促的呼吸，每次的換氣量非常小，所以造成在正常的呼吸頻率下通氣不足，體內的二氧化碳累積；加上長時間用腦工作，耗氧量很大，所以造成腦部缺氧等症。換句話說，你體內氣循環不暢，一些危害身體的濁氣無法正常排出去，自然就會經常胸悶氣短了。」她覺得我說的很有道理，但又擺出一副苦悶的樣子，說：「其實我也知道總坐著不動不好，不過自從過了40歲，我就不知不覺懶得動了。對了，那麼多濁氣排不出去，你有沒有不太耗時又簡單易行的對策？」我隨即給她推薦了「吸清呼濁」法。

所謂「吸清呼濁」就是吸清氣、呼濁氣，這種方法對於胸悶氣

短、易怒、愛生氣的，有很好的調節作用。吸氣時，放鬆的將氣吸入體內，無須停留，用嘴慢慢呼氣。朋友聽到這裡感覺非常怪，就問我為什麼要用嘴呼氣？大家不妨回想一下，人在生氣的時候，用嘴去喘氣，會感覺特別舒服，因為生氣的時候，人的五臟之氣亂了，通過鼻腔的呼吸已經不夠，所以就用嘴來呼吸。所以平時適當的做一下鼻吸嘴呼這樣的深呼吸，對於五臟之氣有非常好的調理作用。她覺得這種方法很簡單，居然說以後每天都要做上幾十次，這下可把我嚇壞了，我趕緊告訴她萬萬不可。因為「吸清呼濁」這個方法，每次做都不能超過35次，如果次數太多，反而會傷到五臟之氣。

其實，「吸清呼濁」只是腹式呼吸的一種典型，很多腹式呼吸都是排除體內濁氣，調動內部能量的有效方法。究其本質，腹式呼吸就是吸氣時把腹部慢慢脹起，呼氣時慢慢放鬆腹部，深呼吸能促進健康長壽，有利於平衡五臟氣血。前面我教給朋友的那種「吸清呼濁」是鼻吸嘴呼，下面再為大家介紹兩種鼻吸鼻呼。

1.身體偏胖、怕熱、容易出汗的人，每天在放鬆的時候，最好是在空氣比較好的地方，吸氣時將氣吸入體內，吸滿後，屏住呼吸3-4秒鐘，然後再放鬆的呼氣。這種鼻吸鼻呼的方法，每次可做3-5分鐘。

2.身體比較偏瘦、怕冷、手心盜汗的人，同樣的放鬆，然後吸氣，腹部自然脹起，緊接著就是呼氣，氣呼出後屏住呼吸3-4秒鐘，這樣鼻吸鼻呼做3-5分鐘。

上述這些方法如果練習多了，大腸的腸鳴聲就會變多，有利於消化吸收、健康長壽。它們都可以將五臟帶開，尤其可以鍛鍊腹肌，是體內自我按摩的方式，效果甚佳。內健則外美，人的五臟之氣平和了，就會反映在皮膚上，肌膚就會特別細膩、紅潤，所以這也是一種

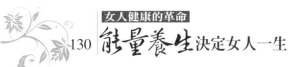

非常好的美容養生方法。

趙老師養生答疑錄

Q：我想給身體排排毒，有沒有能夠促進排便的特效藥？

A：一說起排毒，很多人就想到吃排便的藥，其實用自己的能量排除體內這些東西是最好的，因為你的身體最知道應該排泄什麼，而藥不知道，它會把身體裡好東西例如水分一起帶出去，而體內積蓄脂肪的環境沒有改善，很快又會堆起來。所以，我們不妨試試腹式呼吸法，它是調動身體能量最好的方法。

申時按摩膀胱經，全身毒素一掃而光

我們生活在一個充滿毒素的世界，為了生存，我們在呼吸空氣、喝水、吃飯的同時也攝入了毒素，再加上生活壓力大、精神緊張、用腦過度、情志不舒易怒而產生的陰陽失調、氣血不通、毒火積存等內生之毒，這些毒素進入人體的各個器官，雖然在一定時間內，我們的身體會竭盡全力保護自身免受毒素侵害，盡力把它們清除出去，但是當毒素越來越多，我們體內的清潔系統會不堪重負，進而罷工，結果就使毒素長期積存在體內，並且越積越多。

最可怕的是，體內的宿毒並不會安分守己地待著，而是不斷侵襲著我們的內分泌、血液循環、代謝等系統，影響人體正常的新陳代

謝，侵襲體表，導致皮膚色素沉著、粗糙、色斑加重、皮膚提前衰老等，可以這麼說，體內毒素就是斑斑點點生長的土壤。我遇到不少女性，知道了這些斑斑點點是毒素所致，便想盡一切辦法進行排毒，去洗腸，甚至洗血。且不說這些方法聽起來有多麼恐怖，很多時候，沒等毒素排完，身體就被折騰得不成樣子。

　　你可能有所不知，每個人的身體內部都有一套屬於自己的排毒系統，只要將它利用好了，毒素就能順利排出體外。在這套排毒系統中，足太陽膀胱經的作用最為明顯，它是人體經脈中最長的一條，起於內眼角的睛明穴，止於足小趾尖的至陰穴，交於足少陽腎經，循行經過頭、頸、背部、腿足部，左右對稱，每側67個穴位，共有一條主線、三條分支。

　　膀胱經無時無刻不在傳輸邪毒，與之相比，其他諸如大腸排便、毛孔發汗、腳氣排濕毒、氣管排痰濁，以及涕淚、痘疹、嘔穢等，雖然也是排毒的途徑，但都是局部分段而行，最後還是要並歸膀胱經。我們不妨打個比方，膀胱經就好比一個城市形形色色的排汙管道，集合各個企業、民宅的污水，最後彙集到膀胱（污水儲存站）排出。所以，要想排除體內之毒，膀胱經必須暢通無阻。

　　那麼，用什麼簡單易行的方法可以打通這條經絡呢？我們可以採用從上到下的按摩穴位法來疏通這段經絡。按摩時穴位有痛感效果較好，通常是越接近足部時痛感越小，所以要反復按摩這條經絡。當用指甲輕掐小腳趾外側的至陰穴，痛如針刺時，膀胱經就算是打通了。經常按摩，可保持這條經絡通暢。

　　刺激膀胱經的最佳時間在申時，即下午3-5時，這時是膀胱經當令，膀胱經氣血最旺的時候，此時如果能按摩一下，讓氣血疏通，對

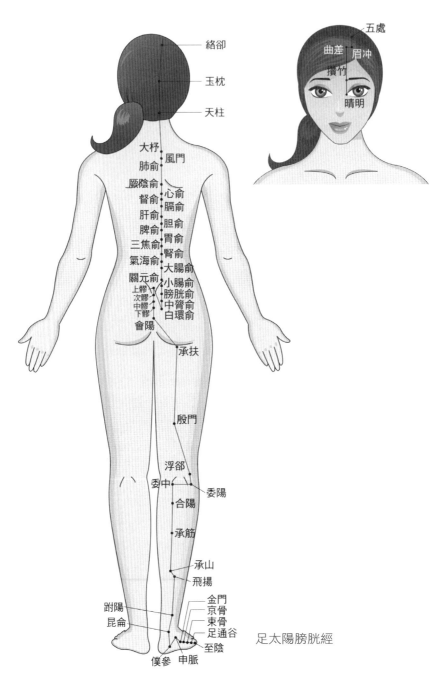

足太陽膀胱經

人體保健是很好的。膀胱經還是一條可以走到腦部的經脈，所以氣血很容易上輸到腦部，因此，這個時候不論是學習還是工作，效率都是很高的。

趙老師養生答疑錄

Q：我今年剛30出頭，可不僅面色發黃，臉上的斑斑點點還越來越多，而且長期便秘纏身。這到底是哪裡出了問題？該怎麼辦呢？

A：臉上的斑如果不是遺傳性，加之枯黃的面色和長期便秘，說明您的體內積累了很多毒素。建議您每天下午3-5時按摩一下膀胱經，持續做幾個月就會改善，最終能徹底解決這些問題。

 ## 早晚各一杯優酪乳，提升你的腸動力

優酪乳是諸多女性朋友的摯愛，酸酸甜甜，美味可口。我有一位女同事，就特別喜歡喝優酪乳，她今年40多歲，孩子都上大學了，可身材始終保持得很窈窕，更讓很多女同事羨慕的是，她的臉蛋幾乎看不到什麼斑啊、痘啊、紋啊這些嚴重影響女人美麗的東西。有的同事向她討要保養秘方，她覺得這些人很奇怪，因為自己根本就沒什麼秘方，直到在一次閒聊中，我發現了她的「秘方」——優酪乳。

　　一位漂亮、顯得年輕、充滿活力的女人，身體一定是無毒素堆積的，除了皮膚、肝臟、氣血運行的通道等是毒濁容易滯留、堆積的地方，腸道更是毒素在人體裡藏身的好處所。通常，我們的腸道中共生著無數的菌落，它們主要分為三大類：雙歧桿菌、乳酸桿菌等幫助人體維持健康的菌體；大腸桿菌、大腸球菌等在特殊情況下對人體有害，正常情況下對人體有益的菌類；葡萄球菌、綠膿桿菌則是始終都在危害人體的病菌。它們各自的量比較均衡的時候，便可以在我們的腸道裡和平共處，幫助人體合成維生素，促進腸動力以提高人體消化吸收的功能，但是，當它們含量失衡的時候，即有害細菌佔優勢，有益細菌越來越少，就會導致腸道內垃圾堆積，毒素累積，進而影響女人的容顏和健康。

　　優酪乳富含益生菌，可增加腸道內雙歧桿菌、乳酸菌的數量，乳酸菌是腸道清道夫，它能在腸內定居，使腸道菌相的構成發生有益變化，促進體內消化酶的分泌和腸道蠕動，清除腸道垃圾、抑制腐敗菌的繁殖；雙歧桿菌則具有維護腸道正常細菌菌群平衡，在腸道內合成維生素、氨基酸，抑制病原菌的生長，防止便秘，抗腫瘤，提高人體對鈣離子的吸收，降低血液中膽固醇水準，提高消化率，增強人體免疫機能等多種功效。同時，優酪乳中還含有多種酶，可以促進人體對食物的消化和吸收，毫不誇張地說，優酪乳就是我們提升腸動力的寶，有了它的幫忙，腸道內的垃圾和毒素想滯留都難。

　　我前面說的那位令人羨慕的女同事，就是優酪乳的一大受益者。她每天早晚都要來一杯優酪乳，腸動力十足，身體對營養的消化吸收、對毒素的排泄就會非常順暢，所以很少被斑痘、便秘等毛病纏身，身體清爽了，氣色、肌膚、身材和精神狀態，當然就能處於良好

的狀態了。還有一點也很重要，優酪乳由純牛奶發酵而成，發酵的過程使優酪乳更易於消化和吸收，發酵後產生的乳酸，可有效提高鈣、磷在人體中的利用率，所以優酪乳中的鈣磷更容易被人體吸收。

雖然優酪乳對女人有種種好處，不過它的飲用量和時間是有學問的。正常女性每天飲用1～2杯優酪乳（250～500克）為好，早晚各一杯比較理想，同時，在飲用優酪乳的過程中要注意以下四個要點：

1.空腹不宜喝優酪乳：通常，人的胃液酸鹼度在pH1～3之間，空腹時的pH值在2以下，而優酪乳中活性乳酸菌生長的酸鹼度值在pH5.4以上，如果空腹時喝優酪乳，乳酸菌很容易會被胃酸殺死，其營養價值和保健作用就會大大降低。如果在飯後喝優酪乳，這時胃液被稀釋，pH值上升到3～5，這種環境很適合乳酸菌的生長，特別是在飯後2小時內飲用優酪乳效果最佳，因為這時人腸胃中的環境最適合酪氨酸生長，讓它發揮更多的健康功效。

2.優酪乳不能加熱喝：優酪乳一經蒸煮加熱後，所含的大量活性乳酸菌會被殺死，其物理性狀也會發生改變，產生分離沉澱，優酪乳特有的口味和口感都會消失。優酪乳最有價值的成分就是乳酸菌，它不僅可以分解牛奶中的乳糖，產生乳酸，使腸道的酸性增加，且有抑制腐敗菌生長和減弱腐敗菌在腸道中產生毒素的作用，如果把優酪乳加熱，其中的乳酸菌會被殺死，其營養價值和保健功能便會降低。夏季飲用宜現買現喝，冬季可在室溫下放置一段時間後再飲用。

3.飲後要用白開水漱口：優酪乳中的有些菌種和酸性物質對牙齒有一定的危害，容易導致齲齒及其他牙齒問題，所以，飲用優酪乳後要用白開水漱口。

4.不能用優酪乳服藥：用優酪乳代替開水服藥是不正確的習慣，

特別是不能用優酪乳服用氯黴素、紅黴素、磺胺等抗生素及治療腹瀉的一些藥物，因為這些藥物同樣會破壞或殺死優酪乳中的乳酸菌。

優酪乳是國際衛生組織推薦的六大健康食品之一，還具有「長壽食品」的美譽，每天喝上兩杯優酪乳，腸動力足了，吸收、消化、排泄樣樣無阻，你將輕鬆地收穫美麗與活力。

趙老師養生答疑錄

Q：女兒總建議我喝優酪乳來保養身體，可我是一位患多年高血壓的老太太，不知道總喝這東西可行嗎？會不會影響血壓呢？

A：優酪乳對人體健康大有裨益，一些營養學專家發現，優酪乳中含有一種「牛奶因數」，有降低人體中血清膽固醇的作用，而且優酪乳中的乳酸鈣極易被人體吸收。有人做過實驗，每天飲720克優酪乳，一周後能使血清膽固醇明顯下降，高血壓患者適當補充優酪乳是有益的。

刮痧排毒，助你擺脫「黃臉婆」

在遇到感冒或者中暑，人們喜歡用錢幣沾上麻油或用湯勺沾酒、水往皮膚上來回刮，這種效果還挺好。借鑒了這一原理，人們研製出用水牛角製成的「刮痧寶玉」（刮板）代替了銅錢瓷勺，外加活血劑

替代油、酒之類，並遵循經穴的中醫原理。這就是我要推薦給大家的刮痧排毒。

刮痧排毒的原理是利用具有「涼血」作用的「刮痧寶玉」刺激經絡穴位，促進氣血運行，增加細胞的營養和氧的供給，使細胞活化，排除毒素，從而達到延緩衰老、美化皮膚的目的，它可取代一般的面部按摩。對女性來說，這種排毒方法可以將肌膚積存的毒素舒暢地、輕鬆地排除體外，防止細胞毒質的存在和蔓延，促進生理健康，使肌膚光滑白嫩，青春常駐。

前幾年我結識了一位女士，她因為被先生叫「黃臉婆」而感覺很惱火，於是透過朋友找到了我。見了我，她開門見山地說：「我聽說您是學養生保健的，能不能給我推薦一些專門改善膚色和皺紋的方法？」看她那急切的樣子，我怎麼忍心不幫呢。當時想了很多，最終決定給她推薦祛黃和去皺的面部刮拭方法，因為這可以輕鬆解決女人面部暗黃、皺紋叢生的問題。

我拿出家裡的美容刮痧板，在她的臉上塗了適當的美容刮痧乳，然後教她依次刮拭承漿→大迎→頰車→下關→太陽（圖5-2）；地倉→顴髎→聽會→太陽（圖5-3）；人中→巨髎→聽宮→太陽（圖5-4）；迎香→四白→上關→太陽（圖5-5）；印堂→攢竹→陽白→絲竹空→太陽（圖5-6）。我說，這五大刮痧線路圖，可以活血通絡，消淤血，益氣升陽，有利於消除面部黃氣，令面色紅潤光澤。她聽了很開心，說一定會持續做。

她學會以後開始拿紙記錄我說的所有穴位，因為怕回家忘記了。可寫著寫著，她皺起了眉頭，說：「這麼多穴位，感覺有點暈，您還有沒有更簡單的方法。」我笑了笑，又教她用美容刮痧板刮拭任

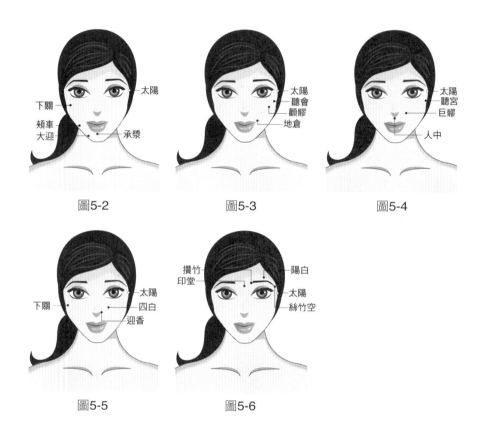

圖5-2　　　　　　　圖5-3　　　　　　　圖5-4

圖5-5　　　　　　　圖5-6

脈（圖5-7）和督脈（圖5-8）。因為任脈可調理氣血，濡養五臟和肌膚，督脈可以提升人體陽氣，消除濕氣，同時刮拭二脈，可以祛除面部黃氣。如果兩種祛面黃的方法配合操作，效果當然也會倍增。隨後我又提醒她，除了刮痧，祛除面部黃氣還要經常鍛鍊身體，多吃一些大棗、花生、淮山藥等煲湯或煮粥，多吃新鮮蔬菜、水果，忌食辛辣食物。

　　中間休息了一下，我又繼續教她去皺的刮痧方法。這次我先用

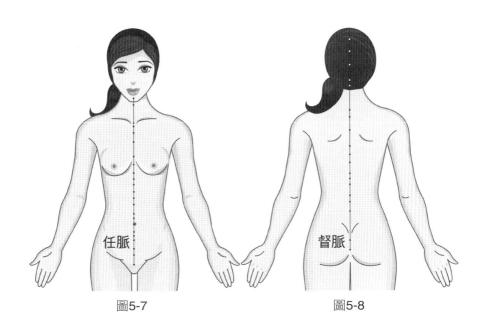

圖5-7 　　　　　　　　 圖5-8

的是按揉法，點按她的神庭、百會、陽白、太陽、顴髎、地倉（圖5-9）；每穴點按3-5下。此法可以調補陰血，增加陽氣，加強對肌膚的濡養和滋潤。

　　然後我又用面刮法刮拭她的承漿→大迎→頰車→下關→太陽；地倉→顴髎→聽會→太陽；人中→巨髎→聽宮→太陽；迎香→四白→上關→太陽。沿這些線絡刮拭3-5遍，我邊刮邊告訴她，動作要連貫，輕盈。這種方法可疏通面部經絡，調理面部氣血，順暢氣機，濡潤面部肌肉，從而消除皺紋。

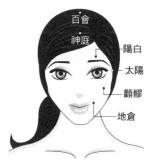

圖5-9

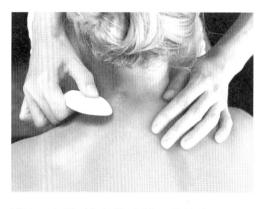

刮痧完以後，我倒了杯熱水給她（刮痧過程會使毛孔開放，邪氣排出，會消耗部分體內津液，刮痧後喝1杯熱水，可補充水分，還可促進新陳代謝），她邊喝著邊和我聊了聊，她覺得過程雖然有些複雜，但還是非常開心，因為她喜歡這種天然的方法，而且力度可以根據具體情況來調試，比較安全。自從那次以後，我再見到她就是兩年後的春天了，她看上去臉色好了很多，也紅潤了不少，而且整個人都青春了許多，我笑著問她關於「黃臉婆」稱號的事，她得意地說「那都是歷史了」。看到她喜悅的樣子，我也挺開心的，所以在這裡也把這些祛黃、祛皺的刮痧妙法跟所有女性朋友分享一下，希望大家依此保養，把「黃臉婆」這個稱號從女人的世界裡趕出去。

最後，我還想提醒大家幾句，面部保健刮痧一定要塗美容刮痧乳以保護皮膚，不要用液體的潤滑劑以防潤滑液注入眼睛、耳朵或口腔裡；刮拭的時候要避開面部痤瘡、炎症、血絲處；治療時室內要保持空氣流通，並注意防寒；要掌握手法輕重，由上而下順刮，並時時蘸植物油或水保持潤滑，以免刮傷皮膚；刮痧的條數多少應視具體情況而定，一般每處刮2～4條，每條長約2～3寸即可；刮痧後不宜發怒、煩躁或憂思焦慮，應保持情緒平靜；每星期做一次刮痧即可。當然，如果你覺得自己操作比較麻煩，也可以請專業的刮痧師來幫助你，具體就視自己的情況來定了。

趙老師養生答疑錄

Q：聽說刮痧可以美容排毒，可每次看到別人身上血紅的痧都感覺可怕。請問刮痧一定要刮到起痧的程度才能見效嗎？

A：刮痧確實可以美容排毒，但不可一味追求出痧。刮痧時刮至毛孔清晰就有排毒的作用，有些部位是不可以刮出痧的，還有室溫低也不易出痧，所以，刮拭的時候要根據自身情況調整力度，以免傷害到皮膚。

🌿 好水含蓄著最體貼女人的能量

「女人是水做的」，這句話幾乎已經得到所有人的共識，其實我也非常贊同。水具有超凡的能量，人體裡所有物質代謝和能量代謝過程中的生化反應，都離不開它的參與。沒有了水，人體就好比做飯不放水，很快會糊鍋。

生活中，很多肥胖的女性總抱怨自己「喝水都會胖」，事實上，她們之所以長胖就是因為之前沒有喝足夠的水。一方面，當身體缺水時，那些負責消化食物的物質就會分泌得很少，於是我們吃進去的食物就不能消化完全，脂肪和澱粉也因此堆積在體內，進而導致累累贅肉；另一方面，當身體缺水的時候，很多生化反應無法完成或無法全部完成，於是代謝速度減慢，很多該排泄出去的廢物、毒濁等都排泄

不了，於是體內就變成了垃圾場。所以，與其等垃圾填滿身體的能量通道時後悔，不如多喝些水給身體排毒。

　　其實，水的魔力不只影響女人的身材，還影響女人的容顏及健康。你不妨在身邊的人裡，找一個愛喝水的女士與一個不愛喝水的女士對比一下，看看她們的肌膚，必然是水分充足的那位更光澤、更水潤，富有彈性，而且斑斑點點也少很多，甚至一點都沒有，這是因為水在她們體內代謝循環的過程中，既為我們的細胞補充了足夠的水分，又把能帶走的毒濁都帶走了。與之類似，你還可以回想一下以前生病的時候，是不是需要多喝水？在病毒占絕對優勢的疾病狀態下，補足了水分，多出些汗，把體內那些毒濁都排出去，你才會康復起來。所以，水對於女人保持能量充盈、排除毒濁，是很重要的。

　　正如《本草綱目》中說：「藥補不如食補，食補不如水補。」女人要學會補水，不過這個「補」是很有學問的，補錯了，你補的就是「壞水」。例如飲水機裡反復沸騰過的水，或那些燒開後放置許久的水，就是喪失青春的水，沒有能量的水，不僅沒有有益身體的好力量，還會危害健康。而那些經過「揚長避短」的水就是好水，例如透過淨水處理器的水，它可以將自來水淨化（快速高效除氯）、礦化（提升水中對人體有益的礦物質含量，如鋅等）、弱鹼化（將酸鹼值控制在對人體有益的範圍內）和活化（將大分子團的自來水轉化成小分子團的功能水，更有益人體吸收與代謝），這種經過處理的自來水再燒開飲入，才有益身體健康。

　　除了水的選擇，水的「喝法」和「量」同樣非常重要。一般來說，想要有排毒保健的作用，女人應每天正確攝入八杯水。每天起床後先空腹喝一杯水，過十幾分鐘再吃早飯，這是第一杯水；中醫講究

早鹹晚甜，如果你的早飯不是具有鹹味的食物，那麼建議你喝第一杯水時，適當放點鹽。在早上九、十點的時候喝一杯水，在中飯前半小時再喝一杯水，有助於潤腸，這是上午三杯水的喝法。下午時間較長，可以在一點到兩點喝一杯水，三點到四點喝一杯水，然後在晚飯前半小時喝一杯水，這樣是六杯水。晚上在七點到八點之間再喝一杯水，然後睡前半小時再喝一杯蜂蜜水，這樣一天八杯水就喝完了。

當你每天完成喝水這項「偉大」的工程，對肌膚一定有幫助，不過喝進去水後，還必須將其留住，不然一樣起不到健康的功效。留住水分的關鍵是營養，你需多吃含膠原蛋白、黏多糖、卵磷脂、維生素、礦物質豐富的食物，《本草綱目》裡記載了很多這樣的食物，如西瓜、葡萄、冬瓜、木耳等，都是營養豐富，富含維生素、膠原蛋白的食物，多吃有利於鎖住體內水分。不少女士總抱怨說：「我也經常喝水，可皮膚還是乾燥。」其實主要就在於你的儲水功能較弱了，雖然喝進去水了，但沒有留住。

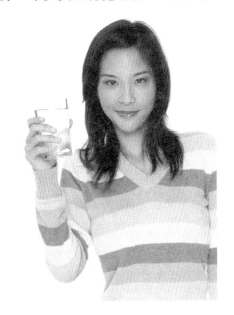

再需要注意的一點是：我們的身體像一個充滿靈性的孩子，總會根據自己的情況告訴我們他想要什麼能量，不過他雖然像個孩子，你卻不能糊弄他。有些女性朋友身體缺水了，但自己主觀上不喜歡喝白開水，於是試圖用果汁或水果來代替白開水，結

果，口感是有了，但身體對白水的能量渴求並沒有得到本質上的滿足，各種不舒服的症狀和隱患自然也會隨之而來。比如口渴、煩躁、眼球內陷、皮膚失去彈性、體溫脈搏增高、血壓下降等各種形式，普遍是身體在向我們要適量的白水，而非簡單的一瓶飲料。

　　美麗的女人像花朵，只有精心呵護才能綻放美麗的容顏，而水是最好的護花聖品，沒有水花會枯萎，女人也一樣。所以，要想做個嬌嫩欲滴的「水美人」，就按照正確的方法給身體補水吧。

 趙老師養生答疑錄

　　Q：我是個大一的學生，因為功課忙，所以總是裝一大壺水喝上兩三天，但輔導員說這樣不健康。為什麼呢？明明都是已經燒好的開水呀。

　　A：這位輔導員說得對。營養專家指出：水也會衰老的。只有不斷運動、撞擊的水才具有較高的能量，能夠阻止微生物的繁殖。像你那樣裝到壺裡的水，存放超過3天，就會變成衰老的老化水。通常，露天放在杯子裡的水都不宜超過24小時，否則就不可以再喝。喪失青春的水，和蔫了的蔬果一樣，能量都很低，沒有什麼攝取的價值。如果時間太久，還會危害健康。

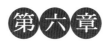

第六章

調和氣血能量，
塑造不胖不瘦好身材

　　氣不足則胖，血不足則瘦。塑造好身材的根本方法不是運動、不是飲食，更不是藥物，而是調和氣血。一個氣血平衡的人，身體內氣的運動充分，進餐之後，該吸收的吸收了，該排泄的排泄了，該氣化的氣化了，身體自然就會不胖不瘦。

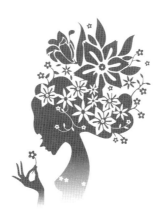

氣血調和能量足，才有完美好身材

　　朋友張女士的女兒丫丫今年21歲，已經讀大三了，還沒有男朋友。這孩子相貌姣好，皮膚白皙，性格也很好，就是長得太胖了。有一次，偶然碰到了，聊了起來，張女士說：「各種減肥方法都試過了，減肥藥花的錢比大學學費都多，還是沒用，饑餓療法倒是有點效，但堅持不了幾天就放棄了，孩子也難受，我看著也心疼，結果反彈得更厲害了。你說，這孩子是不是天生註定就是個胖丫頭了？」

　　對朋友的問題，我沒有正面回答，而是告訴她：「以後千萬別用什麼饑餓療法了，會把孩子餓出毛病來的，要想從根上減肥，你得給孩子補。」

　　「補？補什麼？怎麼補？」

　　「補氣呀。」

　　看著張女士一頭霧水的樣子，我給她解釋了一番，大致的意思是：中醫講「治病要治本」，減肥也一樣，得先弄清肥胖的根源，從內對症施法，方可見效。吃減肥藥、大量運動、饑餓，這些都是從外部著手，解決不了根本問題。那麼，人為什麼會胖呢？普遍的說法是，吃得太多，營養過剩，但明明有一些人吃得比誰都多，就是不胖；還有一些人吃得很少，卻「連喝水都會胖」。

　　事實上，人之所以會胖，根源在於氣虛。氣虛了，人體內氣的運動就沒有了力量，氣化功能弱了下來，於是脂肪和其他雜質就不能被正常代謝出體外，人自然就會胖。氣是人體的源動力，它有五臟之氣、元氣、營氣、衛氣之分，它們共同推動著人體內能量的轉化和

新陳代謝。比如人吃東西之後，胃氣會進行消化，脾氣會將消化後最
精微的物質傳遞給肝，生化成血液，再輸入心臟，而將廢棄物傳給大
腸，轉化成糞便排出體外。對正常人來說，飲食之後，該吸收的物質
吸收了，該排泄的排泄了，該氣化的氣化了，於是身體就會不胖不
瘦；而對於氣虛的人來說，飲食之後，該吸收的營養沒吸收，該排泄
的沒排泄，該氣化的沒氣化掉，結果這些物質就轉化成脂肪，在體內
堆積起來。因此，氣虛才是肥胖的真正原因。

　　胖是女性的一個大問題，那麼瘦就好了嗎？常見一些女性乾瘦乾
瘦的，上沒胸下沒臀，甚至有些四肢上的肉都很少，猛一看簡直就是
一個骨頭架子，有點可怕。這是怎麼回事呢？實際上是因為血虛。血
虛，火就旺，而火正是多餘的氣，如果一個人體內氣太多了，大大超
出了正常的範圍，不僅將該氣化的氣化掉了，而且把不該氣化的也氣
化掉了，整個人體的新陳代謝就會呈現一種病理性的亢進狀態，結果
人就會過瘦。因此，氣血不虛，調和平衡，才能保持不胖不瘦的好身
材。

　　張女士聽完我的解釋之後，恍然大悟，急問補氣之法，我給她
介紹了三招補氣法：一是站樁清心法，多數胖子氣虛的原因是心虛，
心虛則是想得太多，這時需要每天什麼都不想在一個地方站上半個小
時，會讓身心感覺通暢；二是喝荷蒂粥，荷蒂在荷的中間部分，既有
上面蓮子清心火的作用，又有下面蓮藕補脾胃的作用，能生發元氣；
三是艾條熏灸脾俞、足三里、氣海和膻中四穴，這些穴位都是補氣大
穴，灸之可有補氣之效。

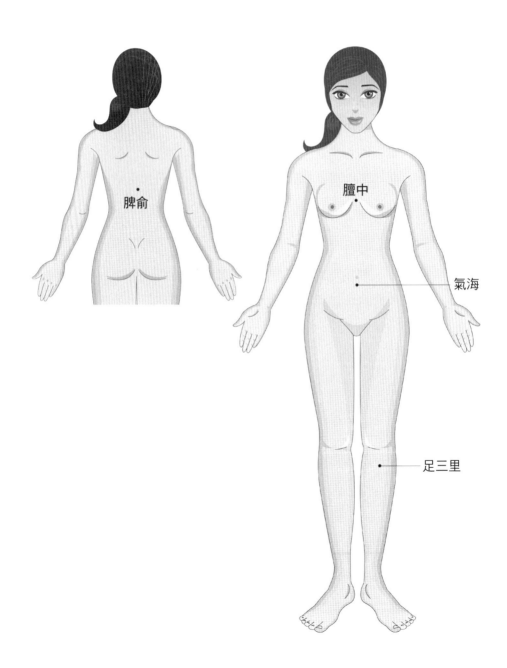

脾俞

膻中

氣海

足三里

趙老師養生答疑錄

Q：如何判斷自己氣血是否平衡呢？

A：有一個簡單的方法，即用體重（公斤）除以身高（公尺）的平方，會得到一個數，我們稱為體重指數（BMI）。如果BMI在18.5～25之間，說明氣血是平衡的；如果超過了25，說明有點氣虛了；如果超過了30，說明嚴重氣虛。另外，如果BMI低於18.5，即是血虛了。比如，一個人身高1.6公尺，體重65公斤：65÷（1.6×1.6）＝25.39，即表示這個人有點氣虛。

🌿 探究氣虛根源，找到獨屬你的減肥方案

那次和張女士碰面之後沒過多久，她就打來了電話，說回去讓丫丫按照我說的方法進行調理，已經初見成效了，以前虛胖的肥肉結實了很多，看上去明顯瘦了一圈。我很為丫丫感到高興。過了一段時間，張女士又打來電話，說她表姐家有個女孩，跟丫丫差不多，也是個胖丫頭，也按我教的方法調理，但不僅沒有效果，反而越來越胖。聽完張女士的話，我心想壞了，肯定是氣虛的原因不同，但我沒有直接說，而是讓張女士抽空把女孩帶過來讓我瞧瞧。

第二天，張女士把她侄女帶來了，我一看，面色淡黃而黯，眼泡浮腫，果然和丫丫肥胖的原因不一樣。丫丫肥胖的原因是氣虛，也就

是體內的氣不足，氣化功能弱，不能化掉身體上的脂肪，這種人《黃帝內經》裡稱為「脂人」，可以用荷蒂粥來補氣；而張女士的侄女則是痰濕導致的，也就是說，她體內的氣本來不虛，但由於痰氣和濕氣瘀滯在一起，阻礙了體內氣的運行，引起了身體氣虛，《黃帝內經》稱這類人為「膏人」，調養當以化痰祛濕為主，可以喝薏米粥和赤小豆粥。

　　痰濕引起的氣虛，除了肥胖之外，最明顯的特徵就是眼瞼浮腫，經常胸悶、痰多，肢體不爽，身體發沉。這種人的調養，最關鍵的就是不能吃肉，如果不能完全戒除，也要儘量縮減，如身體感覺不適，則要完全吃一段時間素食，這樣可以清淡血液，化痰祛濕，疏通氣血，否則可能會引發糖尿病、中風等症。在這個基礎之上，還要多吃冬瓜、赤小豆、荷葉、山楂和枇杷葉，這些食物可以健脾化濕、宣肺、利尿。同時，還要堅持長時間的有氧運動，散步過程中穿插慢

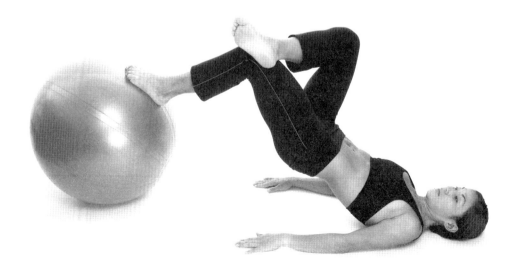

跑，每天1小時。當然，時間應該要循序漸進，如果身體吃不消，可以從半小時開始，逐漸增加。我把這些建議告訴了張女士的侄女，調理之後收到了不錯的效果。

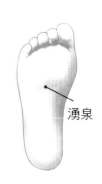

湧泉

除了以上兩種情況之外，陽虛和濕熱也都會導致氣虛，進而肥胖。前者是由於人體的陽氣虛弱導致氣化功能變弱，古人稱這類人為「肥人」，通常來講，這種人最明顯的特徵就是怕冷、小便清長、大便溏薄，稍微吃一些涼食就會拉肚子，女孩還多有痛經的毛病。這樣的人，平時可多按摩一下氣海、足三里、湧泉等補腎助陽的穴位，多吃生薑、大蔥、韭菜、荔枝、核桃、花生、羊肉、黃豆、豌豆等食物，同時還要多曬太陽，在曬太陽的時候叩擊腰部，有助於提升陽氣。

濕熱導致氣虛，就是身體內的濕氣和熱氣相結合，阻礙了氣的正常運行，這種人古代稱為「肉人」，主要是由於他們總是圓乎乎的，渾身上下一眼望去全是肉，不過，與虛胖相反，這種人的肥胖是結實型的，他們一般性格急躁，動不動就發火，同時還經常面垢油光、容易長痘、舌苔經常黃膩、眼睛紅赤、大便太乾燥或太濕。對這類人的調理，拔火罐是個不錯的方法，拔什麼地方呢？主要是背俞穴。背俞穴在背上脊柱的兩側，是五臟六腑之氣輸注於腰背部的俞穴，包刮肺俞、厥陰俞、心俞、肝俞、膽俞、脾俞、胃俞、三焦俞、腎俞、大腸俞、小腸俞、膀胱俞十二個穴位，在這些穴位上拔罐可以把體內的濕熱給吸出來。另外，還有一個簡單的小方法，即每天按摩手肘部的曲池穴，用拇指或中指指端來按揉，每次1～3分鐘，每日按摩1～2次，此法有清熱利濕之功效。

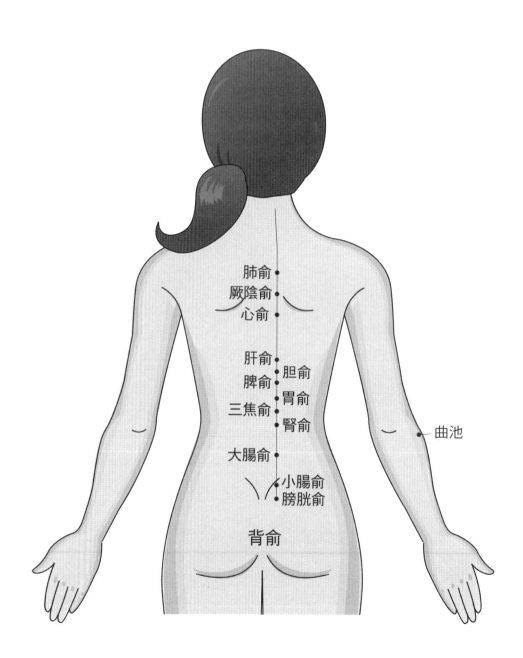

肺俞
厥陰俞
心俞

肝俞
脾俞
三焦俞

大腸俞

膽俞
胃俞
腎俞

小腸俞
膀胱俞

背俞

曲池

趙老師養生答疑錄

Q：我除了比較肥胖之外，還有舌苔厚膩、泛黃，青春痘比較嚴重，而且臉上比較油，最麻煩的是有嚴重的口臭，這讓我羞於與人交談。該怎麼辦呢？

A：根據這些描述，你明顯是濕熱體質。如果你平時吃肉比較多的話，建議先慢慢減量，然後戒一段時間，多吃一些清淡的東西。這裡，推薦你一個養生藥膳，可以時常吃一吃：取100克新鮮的馬齒莧，用清水洗乾淨，切斷，加上一點點醬油、香油，拌勻即食。如果你的口臭非常嚴重，建議你還是到醫院抓一些中藥吃。

每位女性都能用的減肥套餐——補氣六字訣

補氣六字訣，是古代流傳下來的一種吐納養生法，它最大的功效就在於通過呼吸導引，調動五臟六腑之氣。臟腑為人體之本，臟腑之氣不足、混濁，都會對全身造成惡劣影響，人體就會生病，在這種情況下，身材自然不會協調，而通過六字訣化濁、補不足，讓周身和諧調暢，就能改變這種狀況。

六字訣以「吹」、「呼」、「嘻」、「呵」、「噓」、「呬」六個字的不同發音口形，唇齒喉舌的用力不同，以牽動臟腑經絡氣血的運行。流傳至今，有各種各樣的版本，我對此進行了一些梳理，下面

介紹給大家：

1.發「噓」聲調補肝氣：在人體器官中，「噓」對應肝，常練習此功，可以平肝氣，對肝鬱或肝陽上亢所致的目疾、頭痛，以及肝風內動引起的面肌抽搐、口眼歪斜等有一定療效。

練習方法：兩手相疊於丹田，男左手在下，女相反；兩瞳著力，足大拇指稍用力，提肛縮腎。當念「噓」字時，上下唇微合，舌向前伸而內抽，牙齒橫向用力。兩手自小腹前緩緩抬起，手背相對，經脅肋至與肩平，兩臂如鳥張翼向上、向左右分開，手心斜向上。兩眼反觀內照，隨呼氣之勢盡力瞪圓。呼氣盡吸氣時，屈臂兩手經面前、胸腹前緩緩下落，垂於體側。吸氣盡後，稍事休息，再念「噓」字，並連做6次。（圖6-6）

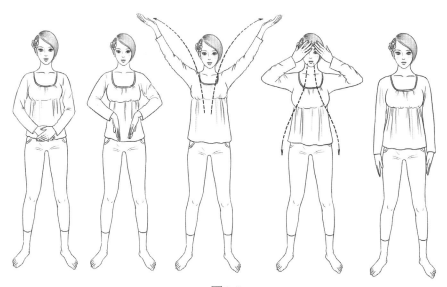

圖6-6

2.發「呵」聲調補心氣：在人體器官中，「呵」對應心，常練習此功，可以補心氣，對心神不寧、心悸怔忡、失眠多夢、健忘、口舌糜爛等症有一定療效。

練習方法：練功時，足大拇指輕輕點地；兩手掌心向裡由小腹前抬起，經體前至胸部兩乳中間位置向外翻掌，上托至眼部。呼氣盡吸氣時，翻轉手心向面，經面前、胸腹緩緩下落，垂於體側，再行第二次吐字。應注意念「呵」字時口形為口半張，腮用力，舌抵下顎，舌邊頂齒。連做6次，然後調息。（圖6-7）

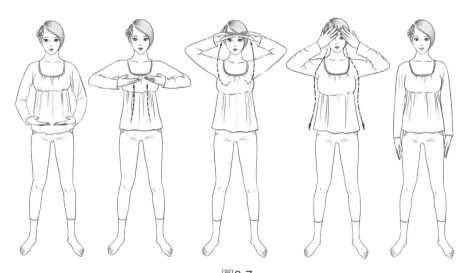

圖6-7

3.發「呼」聲調補脾氣：在人體器官中，「呼」對應脾，常練習此功，可以培養脾氣，對腹脹、腹瀉、四肢疲乏、食欲不振、肌肉萎縮、皮膚水腫等脾經疾患有很好的療效。

練習方法：撮口如管狀，唇圓如筒，舌放平，向上微卷，用力前伸。足大拇指輕輕點地，兩手自小腹前抬起，手心朝上，至臍部，左手外旋上托至頭頂，同時右手內旋下按至小腹前。呼氣盡吸氣時，左臂內旋變為掌心向裡，從面前下落，同時右臂迴旋掌心向裡上穿，兩手在胸前交叉，左手在外，右手在裡，兩手內旋下按至腹前，自然垂於體側。再以同樣要領，右手上托，左手下按，做第二次吐字。如此交替共做6次為一遍，調息。（圖6-8）

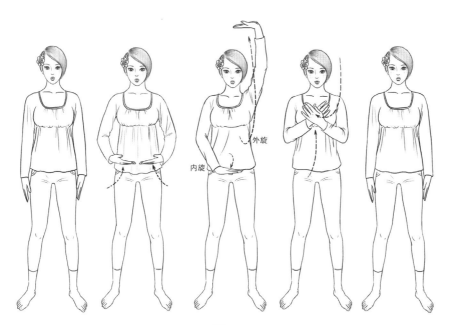

外旋

內旋

圖6-8

4.發「呬」場調補肺氣：在人體器官中，「呬」對應肺，常練習此功，可以補肺氣，對於肺病咳嗽、喘息等症有一定療效。

練習方法：兩唇微向後收，上下齒相對，舌尖微出，由齒縫向外發音。兩手從小腹前抬起，逐漸轉掌心向上，至兩乳平，兩臂外旋，翻轉手心向外成立掌，指尖對喉，然後左右展臂寬胸推掌如鳥張翼。呼氣盡，隨吸氣之勢兩臂自然下落垂於體側，重複6次，調息。（圖6-9）

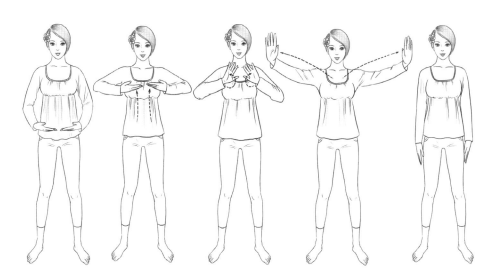

圖6-9

5.發「吹」聲調補腎氣：在人體器官中，「吹」對應腎，常練習此功，可以補腎氣，對腰膝酸軟、盜汗遺精、陽痿早洩、子宮虛寒等腎經疾患有很好的療效。

練習方法：舌向裡，微上翹，氣由兩邊出。足跟著力，五趾抓地，足心空起，兩臂自體側提起，繞長強、腎俞向前劃弧，並經體前抬至鎖骨平，兩臂撐圓如抱球，兩手指尖相對。身體下蹲，兩臂隨之下落，呼氣盡時兩手落於膝蓋上部。下蹲時要做到身體正直。呼氣盡，隨吸氣之勢慢慢站起，兩臂自然下落垂於身體兩側。共做6次，調息。（圖6-10）

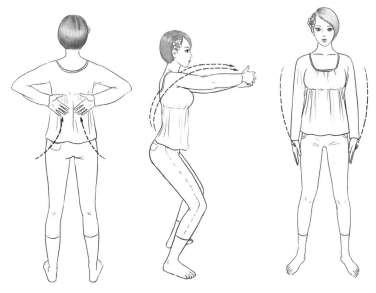

圖6-10

6.發「嘻」聲調補三焦之氣：在人體器官中，「嘻」對應三焦，常練習此功，可理三焦之氣。對由於三焦氣機失調所致的耳鳴、耳聾、腋下腫痛、齒痛、喉痹症、胸腹脹悶、小便不利等症有很好的療效。

練習方法：兩唇微啟，舌平伸而微有縮意，舌尖向下，用力向外呼氣。足第四、五趾點地。兩手自體側抬起如捧物狀，過腹至兩乳平，兩臂外旋翻轉手心向外，並向頭部托舉，兩手心轉向上，指尖相對。吸氣時五指分開，由頭部循身體兩側緩緩落下，並以意引氣至足四趾端。重複6次，調息。（圖6-11）

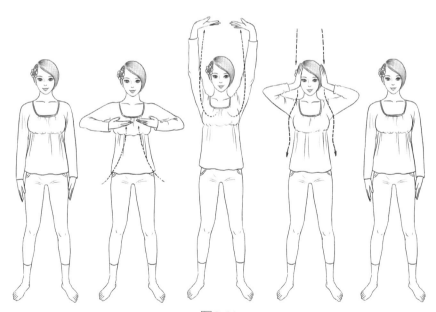

圖6-11

補氣六字訣簡便易行效果好，每個字做六次呼吸，早晚各練三遍，做一遍大約只需20～25分鐘。若能持之以恆，定能收到不錯的效果。

趙老師養生答疑錄

Q：聽說練六字訣能治痛經，是這樣嗎？

A：練六字訣確實可以通過調氣來治病，痛經也在它的調治範圍之列，不過要講究一定的方法。若以治病為主要目的，六字訣應以五行相剋的順序習練：呵──呬──噓──呼──吹──嘻。每天不少於5遍，練功次數愈多，時間愈長，效果愈好。在這個基礎上，還要辨症加練，如氣滯血瘀者（多伴有經量少，經色紫黯有塊，血塊排出後痛減）加練「噓字功」和「呼字功」各12遍；寒凝胞中者（見於小腹冷痛，得熱痛減，按之痛甚，經量少，經色黯黑有塊）加練「呼字功」和「吹字功」各12遍；濕熱下注者（經前小腹疼痛，有灼熱感，或伴腰骶疼痛）加練「噓字功」12遍；氣血兩虛者加練「呵字功」和「呼字功」各12遍；肝腎虛損者（小腹及陰部空墜，喜揉按，月經量少，色淡質薄，或神疲乏力，或面色不華，或納少便溏）加練「噓字功」和「吹字功」各12遍。

什麼樣的運動才能減肥

　　既然肥胖的根源是氣虛，那是不是補一補氣就可以減肥了呢？補氣是將內在的體質調理到健康的狀態，這種狀態是決定不胖不瘦好身材的根本性因素，但它是一個漫長的過程，過去積澱的脂肪還是要靠運動這種外在的力量來把它消耗掉。那麼，什麼樣的運動才能真正達到減肥的效果呢？實際上，這個問題困擾著很多人。

　　郭小姐是一位演員，曾經是一位楚楚動人的玉女，後來退出娛樂圈，便不再注意保養，結果身材急劇膨脹。如今，她又重出江湖，只能接演一些插科打諢的小配角。為了恢復形象，她拼命運動，其運動量可以說連很多男性都可能受不了，但卻收效甚微。在一個慈善場合，我們聊起了這件事。

　　「你是怎麼運動的呢？」我問她。

　　「我幾乎一有時間就泡在健身房的跑步機上，而且是劇烈運動，汗嘩嘩的往下掉，就是不見瘦……」郭小姐無奈地說。

　　從郭小姐這句話，道出了兩個運動減肥的誤區。下面，我來為大家一一解釋。

誤區一：劇烈運動才能減肥

　　事實上，劇烈運動並不意味著一定會燃燒脂肪。運動過於劇烈，會導致人體所需的氧氣和營養物質及代謝產物增加，這就需要心臟加強收縮力和收縮頻率，當心臟輸出量不能滿足人體氧氣的需要時，就會使身體處於無氧或缺氧代謝狀態，無氧代謝運動並非運用脂肪作為

能量來源，而主要是靠分解人體內儲存的糖作為能量釋放。也就是說，當你氣喘吁吁、汗流浹背的時候，身體主要是在消耗碳水化合物，而不是脂肪。

只有持久的小強度有氧運動 才能使人消耗多餘的脂肪，因為小強度運動時，肌肉主要利用氧化脂肪酸來獲取能量，使脂肪快速消耗。因此，想要達到全身減肥的目的，就應做心率每分鐘在120～160次的低中強度，1小時以上耐力性有氧代謝全身運動，如健身操、慢長跑、長距離長時間游泳等。

誤區二：多出汗，減肥才有效

夏天時，我經常會看到這樣一幕：一些女孩穿著厚厚的運動衣在馬路邊跑步，雖然熱得滿頭大汗，但依然滿面笑容。問她們這是怎麼回事，回答得很理所當然：「減肥啊，多出汗脂肪不就減得越快嗎，多穿點衣服，捂出點汗，減肥更有效。」殊不知，出汗減的只是水，而不是脂肪。人在失水狀態下，只是暫時減輕了體重，等喝完水後，體重又回到以前，且這樣會讓水分得不到正常補充，影響脂肪正常分解，同時還會影響腎臟的過濾功能，繼而增加肝臟的解毒功能，對身體造成損害。因此，建議大家運動達到微汗即可，如果大量出汗，一定要及時補充水分。

除此之外，運動還要持之以恆。因為停止運動後，旺盛的人體代謝還可持續一段時間，稱為「後效應」。「後效應」時間很短，一般為2天，如果連續運動3天，接著又連續休息3天，就會因「後效應」消失，胃口大開而過量進食，使原來減肥效果被抵消，以致前功盡棄。因此，為了減肥，運動必須持之以恆，如果中途停止，則脂肪又會增

長，體重出現反彈，甚至比原來還要胖。

趙老師養生答疑錄

Q：我的腹圍很大，但其他部位都還算正常，請問怎樣運動才最有效呢？

A：可試試以下幾個減腹脂的動作：

1.原地踏步：原地走3～5分鐘。踏步時膝要抬高，至大腿與地面平行，步頻適中，深呼吸。

2.身體前屈：兩腳左右分開站立，兩腳距與肩同寬。身體前屈，雙手儘量觸地，同時深呼氣。然後直腰還原，兩臂上舉，同時深吸氣。身體前屈動作的頻率應適中，重複做30～60次。

3.呼吸運動：站立，兩腳分開與肩同寬，雙手叉腰。呼氣時收腹，吸氣時鼓腹，重複練習30～60次。

4.仰臥舉腿：仰臥，兩臂自然放於軀幹兩側，兩腿併攏伸直。把腿舉起至與地面垂直，然後腿放下還原。自然呼吸，重複練習30～60次。

🌿 情緒化進食，女人減肥的最大障礙

有心理學家對肥胖者進行過一項實驗，發現肥胖者在情緒焦慮時會食欲大增。這是為什麼呢？心理學家認為，主要原因與他們在嬰

幼兒時期的經驗有關。他們的父母由於缺乏育嬰經驗，只要他們啼哭時就認為是饑餓（也許是太冷、尿床、身體不適等），於是就給東西吃，結果使嬰兒無法知道饑餓與難過的區別。也有些心理學家指出，肥胖者在焦慮時愛吃東西，就是一種減輕焦慮情緒的方法，透過咀嚼食物，會使人的臉部肌肉緊張度減低，間接達到釋放緊張情緒的目的。

無論如何，情緒化進食在超重人群中都非常普遍，而這不僅會迅速增加體重，還會破壞減肥成果。據英國伯明罕大學的一項最新研究發現，一個人如果減少情緒化進食，對成功減肥有很大幫助，尤其對許多白領女性來說，由於沒有時間進行運動鍛鍊，如果也存在情緒化進食，反復下來就會產生惡性循環。

因此，我建議大家要想成功減肥，一定要在心理上做好準備。首先，要知道減肥是一件非常正確的事情，它可以使你健美，使你更加愉快，能夠下決心減肥是件令人敬佩的事，能夠長期堅持減肥更是偉大；其次，減肥的方法有千萬種，但都需要極大的恆心和毅力才能見效。除此之外，我還為大家推薦一套心理減肥操，不妨一試：

第一節：在冰箱旁貼上自己因體態臃腫而遭人嘲笑的漫畫，或者將自己大腹便便的照片置於餐桌上，一邊看照片，一邊吃飯，讓自己面對美味佳餚正欲狼吞虎嚥之時，馬上受到厭惡的刺激，以抑制食欲。

第二節：利用獎勵來堅定自己減肥的決心。獎勵的辦法多種多樣，其中一種做法就是每堅持減肥一天，就丟一個硬幣進存錢筒，獎勵自己買喜歡的東西。但是請記住，千萬別買食物獎勵自己。或是，體重每減輕一公斤就往袋子裡裝上一公斤沙，並時常提提那個袋子，

看看有多重，這重量就是以前你身上多餘的肉。

第三節：儘量避免單獨進食，而應和家人或朋友一起吃。在親朋好友當中，「聘請」幾個對自己有影響力的「監督員」，這樣，他們可以控制你的飲食，既不會讓你空著肚子，也不會讓你放肆去吃。有時儘管你真心想減肥，但也有絕望而堅持不下去的時候，此時應找一個有同樣苦衷的減肥者，互相鼓勵，共渡難關。

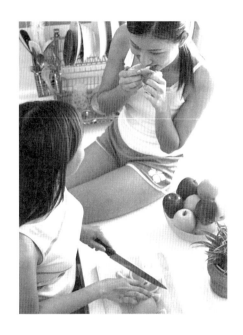

第四節：有些肥胖者對食物的形態、氣味，甚至對食物的想像，都會引起食欲。為此，建議肥胖者用其他行為來代替進食，比如進行一次輕快的散步，喝一杯水，或者堅持不進食，直到這類想像不會過多分泌胰島素為止。

第五節：如果你常在一個特定的環境裡吃東西，比如邊看電視邊吃零食，久而久之，一看電視就想吃，不管饑餓與否。所以，只在一定的地點、一定的時間內用餐，也不要邊看電視邊進食。

千萬不要將減肥看作一件令人受約束的事情，越想約束就越會想起美食的可口和減肥的艱辛，應當想到控制進食只是減肥的需要，多想想減肥後成功的喜悅。此外，絕不能看到減肥已經收效就放鬆自己，必須將良好的生活習慣保持下去，才能確保減肥的成果。

趙老師養生答疑錄

Q：養生書那麼多，各種說法都有，有人說減肥要節食，有人說靠節食減肥不利健康，究竟該相信誰呀？

A：養生和治病一樣，都是要因人而異的，有時候這個方法對這個人有效，但對另一個人就不一定有效。如果你的身材並沒有超過肥胖的界限，只是想要再瘦一些，不建議你採用節食減肥；如果你的身體已經超重了，甚至嚴重超重，在採用各種減肥方法的同時，還必須控制飲食，因為減肥降脂一個很重要的原則，就是攝入的能量要低於消耗的能量。

那麼，怎麼才算合理節食呢？很簡單，一日三餐固定，不吃零食，每頓只吃七分飽，不要吃撐。最初幾天可能會有饑餓感，堅持下來，一定要定點吃飯，不要破功。晚飯儘量少吃一點，而且不要吃太晚，最好在七點之前搞定。

新媽媽的瘦身計畫——產後減肥法

孕產是女人一生的大事，這不僅是從人生角色轉變的角度來說，同時也包括了它對女人健康的影響。大量事實證明，孕產期間護理得當，女人就能擁有後半生的健康美麗，反之會帶來一生的惡劣影響，各種毛病紛至遝來。近年來，在一些女明星帶動下，產後減肥的話題

一直被媒體關注。在我看來，這個問題在整個孕產護理過程都是非常關鍵的，可以說，產後減肥方法不當，後患無窮。

我認識一個女明星，平時就非常關注自己的身材，甚至為了保持身材都不想生孩子，但迫於夫家的壓力，還是生了，而且是個兒子。她在生完孩子後還不到一星期就開始減肥，恢復工作。很多人都勸她，別這麼拼命，身子骨要緊；她回答得也很有道理：「我不是拼命，我是喜歡這份工作，我的身體很好，沒有關係。」

有一次，我們公司辦活動，邀請她來作嘉賓，本來說得好好的，活動還有一天就開始了，她的經紀人卻打電話來說，她身體突然大出血，送醫院了。沒過多久，又聽說她去加拿大調養了，後來再沒有聽到她的消息。所以，我建議那些愛美的新媽媽，減肥一定要用對方法，不要以傷害自己為代價，要知道，傷害了自己就是傷害了孩子。那麼，產後究竟如何來減肥呢？

首先，哺餵母乳是最好的減肥方法。現在，有些媽媽或者害怕乳頭變形，或者忙於工作，都拒絕哺餵母乳。實際上，哺乳對母子來說是一件互利的事，不僅孩子得到了最有營養的食物，還讓母親的子宮快速恢復，同時又利於產後減肥。這是因為哺乳可以讓母體釋放額外的卡路里（每天約可額外消耗500卡熱量，相當於2公里長跑消耗的熱量），加速體內新陳代謝，而其熱量消耗一半來自食物，一半來自孕期堆積在腹部、大腿和手臂的脂肪。

第二，千萬不能借助減肥藥和減肥茶。通常來說，減肥藥主要是促使人體減少吸收營養，增加排泄量來達到減肥目的，它不僅會影響人體正常代謝，讓母親的健康受損，而且乳期媽媽服用減肥藥，會讓大部分藥物通過乳汁進入孩子體內，造成惡劣影響。

第三，減肥不要急於求成。有些媽媽剛生產完，身體還未完全恢復到孕前的程度，就開始強制節食，這是很可怕的。中醫講，產後出血，氣虛，氣血不足，這時候最需要調養身體，補充營養，絕對不可以不顧及自己身體，強行減肥。對於一些產後貧血的媽媽來說，更不能急於減肥，且更要注重補充含鐵豐富的食物，宜多吃菠菜、紅糖、魚、肉類、動物肝臟等。

第四，運動減肥要分階段分時間。有些媽媽生完孩子就大量運動，其結果可想而知。以下介紹一套產後運動操，產後一周後，身體正常的女性可以躺著做1～4節；滿月之後，身體強壯了可以做5～7節；42天之後，可以做8～10節。

第1節：用力收腹，感到肚皮似乎貼到背部，深吸氣，然後完全放鬆、呼氣。

第2節：最大限度繃緊臀部肌肉，然後放鬆。

第3節：雙手在胸前合掌，用力相互擠壓，呼吸均勻。

第4節：頭慢慢後仰，上舉雙手，深吸氣，然後慢慢放下雙手，同時低頭貼靠胸部，呼氣。

（註：以上動作每節重複2～6次為一遍，開始時每天限做3遍，以後可逐漸增加到10遍。）

第5節：直立，雙腿開立同肩寬，雙手貼大腿；緩慢向前低頭，肩前傾，肘外張；踮腳尖抬起身體，展肩、抬頭、收肘。

第6節：直立，雙臂下垂至體前，十指插握，手心向下；緩慢上舉雙手，手心朝上，同時身體向左側屈，左腳側出。還原，換方向重複以上動作。

第7節：併腳直立，雙手自然下垂；左腳橫跨一步，上體左側

屈，雙臂左側舉，手上翹，雙眼直視前方。

（註：以上運動動作要慢，幅度不宜過大，開始時每節做1～2次，以後逐漸增加運動量。）

第8節：站立，兩手手心扶於雙膝內側，雙腿自然打開呈「八」字，做到打開的極限，繃腳尖向外延伸。

第9節：取坐姿，雙手抓住雙腳腳尖，身體慢慢前推，腹部貼近地面，儘量放鬆背部與腰部，眼睛平視前方。保持這個姿勢10秒。

第10節：從坐姿開始，雙腿併攏，腳尖向前伸直，兩手自然打開，放於體側；左腿沿地面屈膝收回，自然放在右膝外側，收緊腹部；腰部慢慢向左扭轉，右肘關節儘量抵住左膝外側，雙手指尖儘量點地，頭部向左方扭轉，眼睛平視左前方。吐氣，身體緩慢還原，反方向重複以上動作。

（註：以上動作下壓的同時吐氣，可減輕疼痛感；背部自然放鬆；柔韌度不佳者只要感到腹部肌肉的伸展感和擠壓就可以。）

 趙老師養生答疑錄

Q：請問產後何時是減肥的最佳時間呢？

A：一般來說，兩三個月至半年內是產後媽媽修復身材的最好時機，因為這段時間新媽媽的體內脂肪還處於游離狀態，未形成包裹狀的難減脂肪，而且，這段時間減肥，皮膚彈性的修復難度會比較小。醫學研究也發現：產後兩三個月月經就會恢復正常，即內分泌及新陳代謝逐漸恢復正常，此時選擇正確的減肥方法，不但不會影響哺乳，還會讓奶水更通暢。不過，如果你在產

後六個月還沒能瘦身完畢也不必擔心，只要掌握飲食技巧，適度運動，照樣能夠回復原有身材。

動動手就能瘦──五行按摩減肥法

我有一個朋友是個美容師，給不少當紅明星做過造型，後來還在某電視臺錄製過幾集電視節目，專門講按摩減肥，其中，有一集是講面部按摩，他當場從觀眾席裡找來一個女孩，這個女孩頷骨有點寬，再加上臉蛋肥嘟嘟的，看上去不太協調。我這個朋友大概只按摩了兩分鐘，女孩寬寬的頷骨居然被「磨」下去不少，由一個怪怪女孩變成一個可愛的女孩。

後來，我遇到這個朋友，問他是不是經過一些攝影角度或後製所做出的節目效果。他對我的懷疑有點不高興，似乎傷了他的自尊心：「怎麼可能！當時有幾百個人在現場，不可能都是我的親戚吧？我們騙得了電視前面的觀眾，怎麼騙得了現場的觀眾？」「難道按摩真的這麼神奇？幾分鐘把一個女孩變漂亮？」我接著問。他說：「當然不是，我只是用按摩把頷骨上的贅肉推到了上面，這樣看起來臉蛋圓圓的，可愛多了；大概十幾分鐘之後，她就又恢復了原樣。要想真正改變臉型，必須長期按摩，大約需要半年到一年的時間。」

後來，我們又談到了整容。他認為，完全可以用按摩達到整容的效果，而按摩正是基於中醫理論的；接著，他又說起了中醫的五行陰陽，經絡穴位，氣血循環，知道的甚至比我還多。從此，我對這個朋

友變得非常信服了，下面這套五行按摩減肥法，是我從他的講座中整理出來的，希望對大家有幫助。

一、面部五行減肥按摩

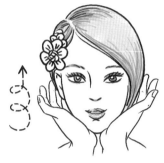

兩手掌心分別按於兩腮部，輕用力向上旋摩到前額，然後經耳前（拇指在耳後）再旋摩到下頜部，最後旋摩到腮部，這樣旋摩30次為一遍，每天做3～5遍。（圖6-12）

圖6-12

二、雙下巴五行減肥按摩

1.用兩手將雙下巴的脂防慢慢往下巴方向按，反復30次。

2.兩隻手手指輪流將下巴贅肉往上推擠，反復30次。

3.雙手大拇指在耳朵附近贅肉多的部位按壓，反復30次。（圖6-13）

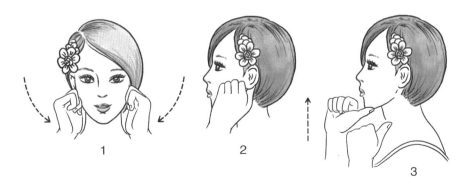

圖6-13

三、上肢五行減肥按摩

1.先將整個手臂輕度按摩，用對側的手抓住臂，自上而下用手輕擦皮膚，做30次。注意，不要太用力，只是輕擦。（圖6-14）

2.用對側手，大把抓住臂，拇指和其他四指用劃小圓的方式，由手腕向肩部揉搓肌肉，特別是雙臂內側腋窩鄰近的肌肉，用手掌抓緊後揉捏5次，內外側各做5次。注意，每次從手腕開始向肩部依次揉捏為一個過程，不要來回按摩。（圖6-15）

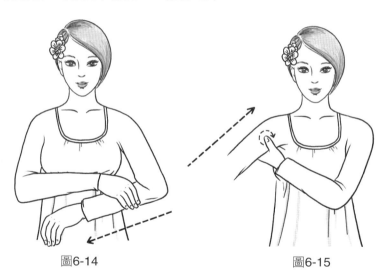

圖6-14　　　　　　　　　　圖6-15

四、腹部五行減肥按摩

1.仰臥位，兩手手指併攏，自然伸直，左手掌置於右手背上，右手掌指平貼於腹部上方。用力向前下方推按，由上而下慢慢移動，反復推按30次。再推按左側30次，右側30次。（圖6-16）

2.仰臥床上，一手手掌平放於腹部，以臍部為中心，做順時針揉按1分鐘，再逆時針揉按1分鐘。然後換手，再順、逆時針各揉按1分鐘。（圖6-17）

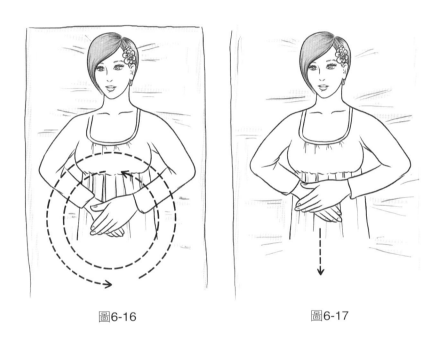

圖6-16   圖6-17

五、腰部五行減肥按摩

1.雙手掌放於後腰骨盆處，雙手掌自腰部上下做螺旋狀搓擦，上下為1遍，共做30遍。（圖6-18）

2.兩手放於後腰部，將兩手拇指的指腹壓在腰眼兩側，點壓半分鐘；再將兩拇指外移一橫指，再點壓半分鐘，再外移一橫指，點壓半分鐘。反復做3次。（圖6-19）

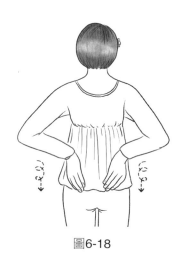
圖6-18

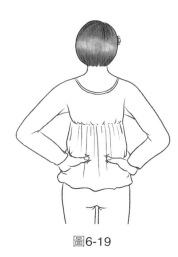
圖6-19

六、下肢五行減肥按摩

1.取坐位，兩手放於左下肢踝關節處，自下而上做一鬆一緊的捏拿，反復做30次。換雙手捏拿右下肢30次。（圖6-20）

2.兩手緊抱大腿根部的前面，用力向下摩擦，經膝蓋骨擦到足踝；然後反轉到小腿後向上回擦，經膕窩到大腿根部後為1次，反復摩擦30次。再以同樣動作摩擦另一條腿30次。（圖6-21）

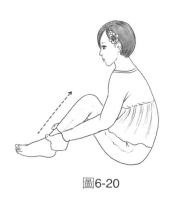
圖6-20

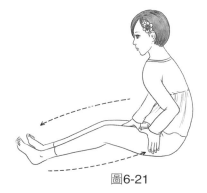
圖6-21

趙老師養生答疑錄

Q：按摩減肥有什麼注意事項嗎？

A：一般來說，進行按摩減肥要注意以下幾點：

1.過度飽食或過度饑餓都不適合進行按摩，通常飯後兩個小時按摩效果最好。

2.女性在經期、妊娠期、產後1個月內不能進行按摩，尤其是腰部和腹部按摩是絕對禁止的。

3.患有容易引起出血的疾病，如血友病、血小板減少性紫癜等，不宜進行按摩；局部皮膚有潰瘍、破損及較嚴重的皮膚病也不宜進行按摩。

4.如出現心慌、噁心、青紫、瘀斑等情況，應立即停止按摩，休息幾日再試。

 ## 豐胸、翹臀，打造迷人的S曲線

雖然多數女人都希望自己瘦一點，但有兩個部位卻沒有人願意變瘦，一個是胸部，一個是臀部。在社交場合，我經常會聽見這樣的話：「沒胸，沒屁股，光皮膚好、臉蛋好有什麼用。」這自然是一位受冷落的女士對另一位受歡迎的女士的嫉妒與貶低，但也確實道出了現代社會的一個審美取向。可以說，S型曲線和漂亮容顏、白皙皮膚、

高眺身材一樣，是女人美麗不可缺少的要素。

愛美是女人的天性，既然女人以胸部豐滿、屁股翹為美，於是便有人想方設法改造自己，其中有很多是錯誤的方法，結果以自己的健康換來暫時的美麗，比如豐胸手術。實際上，不用做手術，採用健康的方法，依然可以讓你的胸部豐滿起來，讓你臀部翹起來。

我在前面提到「血不足則瘦」，乳房小、屁股小自然跟血虛有著密切關係，所以一切方法都要建立在補血的基礎上。一個偶然的機會，我得到了兩則宮廷御醫開出的豐胸美臀湯，經過分析，發現這正是遵循中醫原理而製。我的兩個女性朋友分別試用，都有明顯改善。這裡，我再推薦給大家：

1.棗菇鳳爪湯

原料：雞爪4對，核桃仁4錢，香菇6朵，紅棗6粒，鹽適量。

做法：香菇用水泡軟去蒂；雞爪斬去指甲後用熱水汆燙後備用。鍋內倒入水，把洗過的核桃仁、紅棗放入鍋中，再放入香菇和雞爪，大火燒開後，改用小火煮45分鐘，加入鹽調味即可。

功效：本湯可解通氣血，豐胸、臀。

用法：佐餐，宜經常食用。

2.黃芪排骨湯

原料：豬排骨1斤，黃豆1兩，大棗10枚，黃芪5錢，通草5錢，生薑片、鹽各適量。

做法：將豬排骨洗淨，剁成塊；黃豆、大棗、生薑洗淨；黃芪、通草洗淨，用紗布包好，成藥包。鍋內加水，用中火燒開，放入排

骨、黃豆、大棗、生薑和藥包，用文火煮2個小時，揀去藥包，加鹽調味即成。

功效：此湯益氣養血通絡，適用於氣血虛弱所致乳房乾癟之女性。

用法：佐餐，可常食。

我們都知道，美容保健要想效果更快更好，一定要內外兼修，上面這兩款湯是內調氣血，接下來再介紹一些外用方法，希望能給大家一些幫助。

一、梳乳豐胸法

這個方法是古代流傳下來的，它能促進乳房局部的血液循環，增加彈性，不僅讓乳房健美豐滿，還能預防乳房疾病。每次沐浴之後進行，效果極佳。其方法為：取丹參、當歸、黃芪各30克，金銀花20克，加水煎取藥汁後熱敷於胸部，然後用一隻手拖起乳房，另一隻手持梳子從四周向乳頭方向輕輕疏理，每次梳15分鐘左右。每次梳乳之後，輕拉乳頭數次。每週可梳乳兩次。

二、按摩豐胸法

每晚臨睡前用熱毛巾敷兩側乳房3～5分鐘，然後側推乳房：用左手掌根和掌面自胸正中部著力，橫向推按右側乳房直至腋下，返回時用五指指面將乳房組織帶回，反復 20～30次，再換右手按摩左乳房20～30次。側推之後再直推：先用右手掌面在左側乳房上部，即鎖骨下方著力，均勻柔和地向下直推至乳房根部，再向上沿原路線推回，做20～30次後，換左手按摩右乳房20～30次。按這種方法每天按摩1次，持續2～3個月，可使乳房明顯增大。

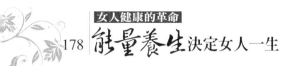
三、敲帶脈美臀法

臀部和腰部密切相關，要想擁有臀翹，首先要瘦腰，而敲帶脈不僅可以瘦腰，還可讓臀部肌肉緊緻，甚至治癒婦科疾病。人體的經脈都是上下縱向而行，只有帶脈橫向環繞一圈，就像一條帶子纏在腰間。躺在床上，然後用手輕錘自己的左右腰部，100次以上就可以。

四、運動美臀法

下面這幾個動作有助增加臀部肌肉，可選擇適合自己的方法進行：

1.倒立，每天堅持5分鐘以上。

2.後抬腿，每次堅持做20下。

3.站立→蹲下→站立→蹲下，每天做10分鐘。

4.空中腳踏車，平躺在床上，雙腿抬高與身體成90度角，做蹬腳踏車的動作，每晚睡前做100下。

趙老師養生答疑錄

Q：我的臀部有橘皮紋，很難看，請問有什麼方法可以快速解決？

A：以下幾個按摩方法對你會有幫助：

1.將手掌貼在臀部，將臀部往上提做按摩動作。

2.兩隻手放在臀部下方以臀部弧形的方式往兩旁提。

3.一雙手抓住整個單邊的臀部，往外抓。

4.利用揉捏方式，促進臀部新陳代謝。

女人也要老來瘦——中老年女性慢減肥方案

在參與「中國十大壽星排行榜」的活動過程中，我有一個強烈的感受，就是這些老壽星沒有一個是胖子。俗話說：「千金難買老來瘦」，這是有道理的。老來瘦，並不是為了瀟灑、漂亮，而是為了健康。現代醫學證實，超過正常體重10％以上者和體重正常者相比，患高血壓的機率為6倍，患心臟病的機率為1.5倍，患糖尿病的機率為5倍，患月經異常的機率為3倍。45歲以上的人，體重如果超過正常標準的10％，那麼，每再超過1公斤，壽命就要減少29天。

隨著養生學普及，如今大多數中老年人都相信「老來瘦」的說法，但又有一個問題出現了：減肥速度過快。須知，快速減肥身體需要消耗巨大的能量，而中老年人身體能量本來就不足了，一下子減下來，後果可想而知。美國曾有一項醫學研究發現，50歲後體重大幅減輕，到65歲以後死亡率會大幅增加，根源在於體內的膽固醇改變。研究指出，老年女性血液中膽固醇含量過低時，死亡率會增加4倍，其中癌症和冠心病發病率升高是重要原因。

那麼，作為中老年女性，應該如何減肥呢？這裡給大家介紹一套慢減肥的方案。

第一步：從少吃一口開始

關於飲食，傳統養生觀念認為「飯吃七分飽」。我覺得，這個觀念尤其適合中老年人，雖然胃口好並不是什麼壞事，但吃得過飽確實有諸多危害。那麼，怎麼才算七分飽呢？其實就是自我感覺饑飽適中即可，具體表現就是「少吃一口」，特別是遇到自己愛吃的東西，更

要想想這「少吃一口」。尤其女性更年期的時候，很容易情緒性暴飲暴食，要格外注意。除此之外，建議大家吃飯時要細細嚼、慢慢嚥，這也有助於減肥。

第二步：讓減肥運動的速度慢下來

中老年人做一些運動是好的，但切忌為了減肥加大運動量，尤其是運動速度不能過快，這樣一來，不僅體重不會迅速下降，還容易受到一些運動傷害。那麼，怎樣的運動量是適合中老年人的呢？有專家指出，每週消耗2000千卡熱量，相當於打2-3小時的桌球，對中老年人來說就足夠了。我建議中老年女性，選擇有氧運動，如快走、慢跑、游泳、騎自行車、練八段錦等，每週鍛鍊三次，每次鍛鍊半小時左右，年輕一些、身體狀況好的可適當延長。

除此之外，老年人運動時要避免憋氣，還要忌長時間蹲馬步。再者，有的老人喜歡壓腿，拉伸韌帶，這是一個很好的柔韌性鍛鍊，但患有骨質疏鬆的老人，壓腿的時候不能用大力，否則很容易受傷。

第三步：減肥重點在腹部

美國佛蒙特大學曾對178名年齡在20～60歲的婦女作過一項研究，儘管她們都有著健康的體重，但是年齡最大的婦女腹部的脂肪竟然比年齡最小的多了55%。實際上，東方中老年女性腹部肥胖的現象也非常嚴重，要想減掉很困難，這裡我為大家推薦一個「減腹操」：躺下，雙手置於腦後，兩腳抬起離地面30公分，慢慢提起左邊肩胛，同時收縮腹部肌肉，再換位置，提右邊肩胛，做同樣動作，兩邊各做10次。（圖6-22）

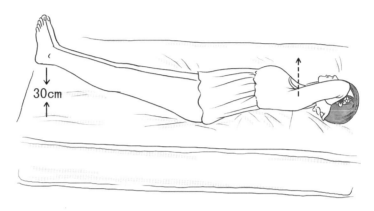

圖6-22

　　老年人因為關節等都不如年輕人靈活，所以做操前準備工作是不可少的。準備活動很簡單，如搓手、擺頭、轉動腳踝、手腕等。對於年紀較大，身體患有疾病，或是大病初癒的人，動作更要輕、柔，不可過猛。

第四步：食用一些「天然降脂藥」

　　中老年女性，尤其是處於更年期的女性，平時可多吃一些菠菜、油菜、芥蘭、黃瓜、茄子、山楂等食物，這些都是「天然降脂藥」。除此之外，適當增加糙米、小米、豆類等粗糧，亦能改善老年人胃腸功能減退的問題，又可增加飽腹感，以達到減肥的目的；減少脂肪、膽固醇高的食物，多吃些清爽可口富含維生素的瓜果蔬菜，瘦肉、魚類、蛋類也要吃一些，但不能吃得過多；酒、咖啡、可樂這些飲料最好少碰，多喝牛奶、豆漿以及鮮榨的果汁、蔬菜汁，每天應喝500毫升牛奶以及適量的豆漿、果蔬汁。

趙老師養生答疑錄

Q：我今年56歲，年輕時挺瘦的，這兩年不知為什麼突然發福，結果血壓愈來愈高，我現在開始減肥，您說減肥太快不好，能說得具體一點嗎？

A：老年人減肥，最好不要像年輕人那樣制訂「月減肥目標」或「季減肥目標」，最好以「年」為單位來制訂長期的減肥計畫。從科學角度講，老人應當以改正不良飲食習慣、科學鍛鍊為減肥方法。一般來講，老年人1個月甚至2個月減重1公斤即可，因為這樣算下來，一年即可減肥6-12公斤。如果您的高血壓很嚴重，建議您最好在醫生的指導下進行科學減肥。

 ## 你就是辦公室減肥達人

小張是某公司的一名行政人員，畢業於知名大學，文筆相當好，思維也很敏銳，她的文案創意總是給我帶來一些驚喜。然而，正當公司準備在月會上好好獎勵她的時候，她卻提出了換部門的請求。

「你行政工作做得很好呀，怎麼想要換部門？」老闆問道。

「您還是讓我做業務工作吧，我覺得這樣可以磨練自己。」她沒有正面回答，但從她的眼神中，可以判斷其中定有隱情。

經過一再追問，小張終於道出了實情。原來，她實際上是很喜歡

目前這個工作的，但行政人員整天坐在電腦前，活動量很小，身體就漸漸胖了起來。從小張進公司差不多才1年的時間，她就胖了7、8公斤。照她的話說，這樣再做兩年，肯定「嫁不出去了」。所以，她想做業務，可以整天在外邊跑，對身體有好處。

小張的老闆是我的朋友，在一次談笑中當笑話講了這件事。為了身材的完美，可以放棄自己喜歡的工作，只有那些極度愛美的女孩才做得出來。

我對這個朋友說：「你不用替小張換工作，我給她制訂一個減肥方案，保證她在3個月內恢復到來公司之前的身材，如果實現不了，再答應她換工作的請求，你看怎麼樣？」這個朋友聽完自然非常高興。

第二天，我就給小張制訂了下面這套辦公室減肥方案：

1.上班時，提前兩站下公車，走到公司，這無疑是上班族最好的晨練方式。（我不主張大家爬樓梯上班，因為樓梯間一般都是堆放垃圾的地方，空氣品質極差，即便沒有垃圾，通風也不是很好。）

2.人在感覺壓力來臨的時候，新陳代謝就會慢下來，並且脂肪會在腹部開始堆積。因此，當感覺壓力大的時候，給自己幾分鐘時間扭扭脖子，這是一個簡便的解壓方法。

3.零食是肥胖之源，尤其是三明治、可樂、巧克力等食物，如果你有吃零食的習慣，不妨每天帶一個蘋果，而且要把它放在右手邊，把那些熱量高的食物放在左手抽屜裡。一般人都習慣用右手取東西，這樣做可以抵禦那些不健康零食對你的誘惑，慢慢就不會買它們了。

4.用一個便利貼提示自己：每天認真吃有營養的午餐。午餐最好不要在辦公室解決，不要吃速食，更不要一邊處理事情。要花上半個小時的時間，留意自己吃進嘴裡的東西，細嚼慢嚥。

5.疲倦的時候，給自己沖一杯綠茶。研究發現，持續喝綠茶三個月，體重能減輕2.4磅。因為綠茶中的茶多酚是一種抗氧化劑，能提高人體的新陳代謝率，幫助身體燃燒更多的脂肪和熱量。

6.盡可能多製造機會讓自己站立一會兒。研究發現，從坐姿改為站姿，每天燃燒的熱量可以增加三分之一，大概是350卡路里。（我建議小張換一張可以調節高度的辦公桌，這樣她就可以偶爾站著處理事情，不用整天黏著椅子了。）

7.利用午休來運動。對上班族來說，午休時間是很寶貴的，除了吃飯、午睡之外，還可做一些運動，可在午睡後、上班前這段時間做，即提神又保健。方法如下：

a.用指尖按住頭頂部，上下輕按。之後再輕輕由太陽穴按摩到下顎處，食指與拇指捏住上眼皮，向外拉，可以重複多次。捏住耳骨向上、向下、向外拉各3次，然後向前、向後各轉動3次。

b.頭慢慢地向前輕點，下頜儘量靠近胸部，讓背部肌肉盡可能地伸展。然後緩緩仰頭，直到喉部的肌肉繃緊，重複5次。

c.雙腳自然分開，雙手叉腰，先左右側彎30次，再前後俯仰30次，然後兩臂左右擴胸數次。

d.坐姿，身體靠在椅背上，慢慢伸直膝蓋，抬起小腿，能夠感覺到大腿兩側的肌肉在用力，兩條腿可以交替做。持續15次，整個身體會有輕鬆的感覺。

運用這些方法，小張兩個月多一點就把身材恢復了，而且一直保持得很好。不僅如此，身體也越來越健康，工作熱情越來越高，很快就進入了管理層。

趙老師養生答疑錄

　　Q：因為失戀，不知不覺養成暴飲暴食的習慣，體重一下升了快10公斤，同事推薦我一款減肥藥，說半個月就能瘦下來，請問，吃減肥藥會有副作用嗎？

　　A：減肥藥的副作用是不言而喻的，只不過不同減肥藥對人體的危害大小不同。減肥藥通常是通過刺激中樞神經系統，控制食慾，減少攝入食物，來達到減肥的目的，如用藥不當，會導致肝臟受損、內分泌失調等。服用減肥藥也很容易復胖，一旦停用，可能比之前更胖，且減得愈快，復胖的情形就會愈快、愈厲害。因此，最好還是以自然的方式減重，首先要減少零食的攝入，在不損害健康的情況下，適當地控制飲食，尤其是晚餐；另外，可利用空餘時間做一些簡單的減肥運動。

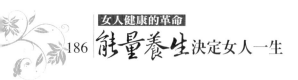

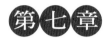

第七章

維繫生命熱量、調理體質偏頗，
優化女人健康之本

　　體質是人體生命過程中，在先天和後天
因素影響下，人體生理功能和心理狀態方面
綜合的、相對穩定的固有特質。可以說，體
質正是特定時期內健康的根本體現。目前，
中醫學界共總結了九種體質，除平和體質是
健康體質之外，其餘八種皆為病理體質。女
人由於一生經過經、帶、胎、產、乳等生理
過程，故陰虛體質、血虛體質、氣鬱體質、
血淤體質比較常見，女人健康的修復就從這
幾個方面著手。

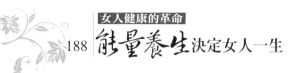

為什麼很多女人病都斷不了根

「女孩手涼，是需要有人來疼。」戀愛中，當男孩拉起女孩的手問為什麼那麼涼時，女孩一般都會這樣回答。這樣的對話當然可以營造浪漫氣氛，增進彼此的感情，但對於女孩手涼這個問題，卻不得不注意。生活中，很多手腳冰涼的女人都容易生病，有些還會伴有一些長期病症，反復發作，無法根治，時間久了，癌症就找上門來了。

我認識一位女性，從上大學就有手腳冰涼、怕冷的毛病，生完孩子後一直有經期感冒的症狀，開始不太在意，認為感冒只是小毛病，吃些藥就好了，後來時間長了，有些擔心了，怕把小病養成大病，就到醫院檢查了一下，檢查結果沒什麼事，就是免疫力低，醫生隨便開了點補養的藥，她自己也就不放在心上了，家裡人找中醫開了一些調理的方子，她嫌藥味苦，也沒有持續服用。結果，在去年查出了子宮癌，這時後悔已經來不及了。

女人之所以會有手腳冰涼、畏寒怕冷的現象，主要是因女人體內的熱量不足、體質偏頗造成的。我們知道，生命是靠熱量來維持的，熱量充足的人生命力就旺盛，熱量不足的人體質偏頗，就容易受外界侵襲、罹患疾病。很多人都有這樣的經驗：腰膝酸痛，泡個熱水澡就緩解了；寒冷感冒，喝點生薑大棗茶就治癒了；痛經，來杯薑糖水就好多了……實際上，這些就是通過熱量快速補充的原理。然而，熱量快速補充只能暫時緩解病症，要想將其徹底根除，必須從調理體質入手。

關於體質，我在前面簡略的提了一下，主要是從身材胖瘦來講

的，這裡再為大家系統的解釋。所謂體質，是指在人的生命過程中，在先天稟賦和後天獲得的基礎上，逐漸形成的在形態結構、生理功能、物質代謝和性格心理方面，綜合的、固有的一些特質。體質學發展到現在，已經總結出了平和體質、陽虛體質、陰虛體質、氣虛體質、痰濕體質、濕熱體質、瘀血體質、氣鬱體質、特稟體質九種固定體質，其中，平和體質是健康體質，也就是生命熱量平衡、充足的狀態，其他八種都屬於病理體質，女性常見的主要有氣鬱、血瘀、陰虛三種，其他如痰濕、濕熱、陽虛、特稟等體質也會有一些。

女性之所以氣鬱、血瘀、陰虛三種體質比較多，與自身的生理特點有關。首先，女人一生要經過經、帶、胎、產、乳等生理過程，這些過程都是要消耗陰血的，如果不注意保養，很容易造成或加重血虛、陰虛體質。而且，女性月經對溫度、環境、情緒等都比較敏感，略不注意，就可能出現月經不調，造成或加重血瘀體質；另外，女人天生情感細膩，容易為情所困，這就導致肝氣不舒，造成或加重氣鬱體質。

總之，每個女人都可以根據自己的體質進行對症調理，將生命熱量維持到正常水準，也就是達到平和體質的狀態。這樣一來，自然就會百病不生，享受健康了。

 趙老師養生答疑錄

Q：體質是可以改變的嗎？哪些因素可以對體質造成影響？

A：體質當然是可以改變的，只不過相對於疾病來說，體質的改變難度更大、時間更為漫長一些。比方說經常拉肚子的人，

吃點涼的就受不了，很可能就是氣虛體質，如果經過一段時間的調理，這個症狀沒有了，就說明氣虛體質被改變了，至少應該很大程度的調整了。

影響體質的因素主要包括先天條件、年齡、外在環境、性別、疾病和藥物、飲食起居等，其中有些因素是我們無法改變的，如先天稟賦、年齡，但有些是可以調整的，如藥物、飲食等。

臉色差、頭髮黃，表示你血虛了

女人一生有經、帶、胎、產四大生理特點，每一個特點都會大量消耗體內的血液，所以血虛對女人來說是司空見慣的事。也許你對「血虛」這個詞不太熟悉，但相信對「貧血」應該不會陌生，實際上，這兩個詞只是對同一個問題中西醫不同的稱謂而已。在九種體質分類法當中，血虛實際上不是單獨一種體質，而是包括在陰虛體質當中的，但我認為血虛還是有自己的獨特性，可以單獨來講。

雖然血虛對女人來說非常普遍，但它可不是一個小事兒，不能把它當成小毛病來對待。前面我多次強調，血是能量產生的根源，血不足能量自然也會缺乏，能量缺乏了，生理機能就會出現問題，而且一般都不是小問題。首先它會反過來影響女性的經、帶、胎、產，其次還會對人體心血管、神經、消化、生殖和泌尿等多個系統造成傷害，讓患者產生各種不適症狀，嚴重的還會危及生命。

血虛，自然就要補，於是補血成了女性常掛在嘴邊的一句話。但大家探討的往往是怎樣補血，而忽略了究竟要不要補血才是根本問題。本來不該補的大補特補，結果補出了毛病。

　　我曾經遇過這樣一位女性，36歲，身材異常臃腫，不到160公分的個頭，整整80公斤，有高血壓，平時只要一有風吹草動身體就不舒服。家裡比較富裕，又認為女人身體不好就得補，各種滋補品成堆往肚裡塞，後來到醫院一檢查——乳腺癌。明明身體已經瘀血堆積了，還要大量補血，不出問題才怪。

　　由此可見，在補血之前，先要確定一下自己究竟是不是貧血。怎麼確定呢？先要看面色。我們都有這樣的常識，一般貧血的人都臉色蒼白，從現代醫學的角度來看，人體臉色蒼白是由於臉部毛細血管充盈不足引起的，貧血的人由於體內供血不足，很容易引起臉色蒼白。不過值得注意的是，貧血的人通常是長期臉色蒼白，而暫時性或瞬間臉色蒼白則有可能是某些病症，如甲狀腺機能減退、慢性腎炎、鉛中毒等引起的，需要到醫院進行系統檢查。另外，還要注意的是，有些人天生膚色白皙，也不能與貧血相混淆，一般貧血之人是色白如蠟的那種白。

　　辨別貧血，除了看面色之外，還可以看頭髮。中醫講「髮為血之餘」，也就是說，頭髮是氣血能量的末端，氣血能量不足了，頭髮自然就會枯焦萎黃，甚至造成脫髮。因此，頭髮有問題的女性，可查一查自己是不是貧血。

　　事實上，貧血可能引起的身體症狀有很多，如果通過以上兩種方法還不能斷定，可以從其他方面來檢查，如皮膚是否乾燥、萎縮、無光澤；體力活動後是否會感到心悸、氣促；是否經常感覺頭暈、頭

痛、耳鳴、眼花、眼前出現黑點或「冒金星」；是否精神不振、倦怠嗜睡、注意力不易集中、反應遲鈍、手腳發麻、發冷或有針刺感等；是否食欲不振，經常感覺腹脹、便秘；是否常有月經不規則、量大的情況；是否指甲條紋隆起、反甲（指甲中央凹陷）。如果以上症狀有一種或幾種，就很可能是貧血，需要多加關注了。

最後，再為大家推薦一款食療藥膳——糯米阿膠粥，做法是：糯米60克，阿膠30克，紅糖少許。先用糯米煮粥，待粥將熟時放入搗碎的阿膠，邊煮邊攪勻，煮沸2～3分鐘即可。

趙老師養生答疑錄

Q：我是一名上班族，已經有三年的貧血歷史了，由於工作壓力大，喜歡喝點咖啡來提神，但有朋友說喝咖啡會造成貧血，是這樣嗎？

A：不僅是咖啡，茶喝多了也會導致缺鐵性貧血，因為茶葉中的鞣酸和咖啡中的多酚類物質，會與鐵形成難以溶解的鹽類，抑制鐵質吸收。不過，如果你有喝咖啡的習慣，也不必完全戒掉，只不過要適量，每天一兩杯即可。除此之外，要適量吃一些肉類和蔬果，但不要大量補充蛋奶。如果你在醫生的指導下服用鐵劑，不要在症狀緩解後就馬上停服，最好持續服6～8周，才能鞏固療效。

女人陰虛，性冷淡、紅斑性狼瘡易上門

在馮小剛導演的電影《非誠勿擾》裡，葛優飾演的秦奮跑到海口相親，遇到車曉飾演的處女座新寡婦，秦奮與她談起男女之性趣，有這樣一段對白：

寡婦：我覺得不是不能有，就是不用太頻繁了。

秦奮：那你覺得多長時間一次算是不頻繁？（寡婦矜持地豎起食指。）

秦奮：一個月一次？

寡婦：一年一次。

秦奮：那你每晚也不知道我在哪兒過夜了！（這位寡婦前面提到不知道自己的前夫每晚在哪過夜。）

寡婦（歎息）：那事兒就那麼有意思嗎？

秦奮（鬱悶）：有。

看到這段的時候，我剛開始也和大家一樣哈哈大笑，但笑過之後腦子裡就閃過一個念頭：這位女士一定是陰虛體質。在生理上，「天癸盡」，性的需求自然減少。

在前面一節談血虛的時候，我們說到了，血虛實際上可以包括在陰虛的範圍之內，但二者卻是有區別的。那麼，陰虛體質除了貧血之外，還有什麼特點呢？在中醫理論裡，人體是由氣、血、津液這三大基本物質構成的，廣義的津液把血包括在內。氣屬陽，津液屬陰，都是人體不可缺少的能量。津液循環流動，滋潤著身體的每個角落，當津液不足的時候，就會出現皮膚乾燥、口渴、煩躁易怒、長期便秘、

失眠、盜汗、視物昏花等症狀，這時我們就可以斷定是陰虛了。

一般來說，陰虛體質者以女性為主，其原因自然還是前面提到女性的經、帶、胎、產四大生理特點，這些過程都會讓女性丟失陰血。因此，中醫講女人需要一生滋陰養生，這是非常有道理的。女人陰虛，最容易得的有三種病，一種是我們前面提到的性冷淡，一種是臨界更年期時出現經期高血壓，還有一種就是紅斑性狼瘡。最後一種病是最嚴重的。

紅斑性狼瘡是一種免疫系統疾病，最初以損害皮膚為主，然後侵入內臟，嚴重者可危及生命；患者90％以上都是女性，而且是比較聰明漂亮的女性。為什麼會這樣呢？就是因為這類女性相對來說比較優秀，好勝心強，這樣一來做事情就會竭盡全力，於是想得就多，壓力就會比別人大，津液自然損耗得比較多。

對於紅斑性狼瘡，在接受醫生診治的同時，患者還應在飲食上加以調養。首先，不食或少食具有增強光敏感作用的食物，如無花果、油菜、芹菜等，蘑菇、香菇等蕈類也儘量少用。必須補充足夠的優質蛋白，可多飲牛奶，多吃豆製品、雞蛋、瘦肉、魚類等富含蛋白質的食物。由於患者通常活動少，消化功能差，宜吃清淡易消化的食物，不宜食用含脂肪較多的油膩食物，且患者長期服用糖皮質激素，易引起類固醇性糖尿病及庫欣綜合症，故要適當控制飯量，少吃含糖量高的食物。這裡，為大家推薦一款調養紅斑性狼瘡的藥膳：

柴胡根絲瓜薏仁湯

原料：柴胡30克，嫩絲瓜1條，薏米50克。

做法：將柴胡入鍋，加水煎煮去渣留汁，嫩絲瓜去皮切段。將

薏米用柴胡汁煮爛，加入絲瓜再煮5分鐘即成。

　　功效：柴胡有清熱涼血疏肝作用，絲瓜性甘涼、涼血解毒，可用於紅斑性狼瘡早期有發熱或感冒時。

　　除此之外，紅斑性狼瘡患者在發病期應以臥床休息為主，但當藥物已能充分控制症狀時，應適當的活動，以後可根據情況回復適當社會活動和工作，也要注意勞逸結合，不可過度勞累。

趙老師養生答疑錄

　　Q：我身高165公分，卻只有46公斤，身體其他部位都還好，就是胸太平了，想買些藥，又怕有副作用；平時儘量多吃一點，但怎麼也吃不胖。請問有什麼解決方法嗎？

　　A：這種情況應是陰虛體質造成的，平時要避免吃燥熱的東西，像荔枝、桂圓、大棗、雞、大蒜、薑、辣椒等，可多吃一些補陰的食物，如鴨肉、蕎麥、小麥、甲魚、銀耳、黑木耳等。另外，酒釀雞蛋是一種不錯的豐胸食品，因為酒釀裡含有能促進女性胸部細胞豐滿的天然荷爾蒙，其酒精成分也有助於改善胸部血液循環。不妨一試。

 ## 女人養陰、護陰，要注意滋陰潛陽

　　中醫認為，陰虛自然要補其不足，但在滋補的過程中要注意一

點，即必須遵循滋陰潛陽的規則。「潛陽」就是要平息陽火，這潛不是去火，不是泄火，而是補益陰津，讓「火」潛到「水」裡去，讓水制約著火，而不至於虛火上亢。在生活中，陰虛的人反補的情況非常嚴重，胡亂吃些人參、鹿茸等壯陽食物，結果使陽火過旺，身體處於一種過度興奮的狀態，原有的症狀更加嚴重。因此，陰虛者一定要選對進補的藥材，平時也要注意飲食，達到藥補和食療相結合的效果。

實際上，古人告訴我們很多既可入藥又可製成美食的補陰佳品，如銀耳、燕窩、阿膠、麥冬、百合等，陰虛體質者服用不僅能夠改善體質，還能美容養顏，讓皮膚白皙光潔，甚至能有效控制色斑、雀斑。民間也流傳著很多以這些食物為基礎的補陰藥膳，如銀耳燕窩粥、百合紅棗粥、銀耳蟲草燉瘦肉等，都廣受歡迎，但要注意的是，這些東西只有陰虛的人才適合，胡亂使用反而適得其反。

我認識一位香港女主持人，為了保養身材及維持皮膚細膩，每天就吃銀耳燕窩糯米粥，品質很好的燕窩，每次放很多，一日三餐都是這個，有時會配一點水果，飯菜主食都不吃。後來，雖然體重是控制住了，但卻出了滿臉的皰，舌苔極其厚膩，而且還經常感到胸悶腹脹，渾身沒有力氣。這是怎麼回事呢？原來，她本就是氣虛體質，脾胃功能較弱，銀耳燕窩補不進去，能量就在脾胃裡淤滯了，形成了血瘀體質。由此可見，女人滋陰補陰固然重要，但前提還要確定自己是否為陰虛體質，而且即便自己是陰虛體質，滋補也要有度，不可補過頭。下面還是給大家介紹一些具體的補陰方法吧！

1.**阿膠補陰法**：阿膠性平味甘，最大的功效就是補陰，但怎麼吃卻是有學問的。最簡單的方式就是每天早、晚空腹時，用熱牛奶、熱豆漿或熱水沖服阿膠粉1勺；另外，也可以取5克阿膠，砸碎之後與15

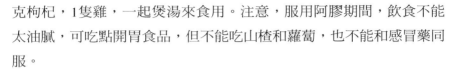

克枸杞，1隻雞，一起煲湯來食用。注意，服用阿膠期間，飲食不能太油膩，可吃點開胃食品，但不能吃山楂和蘿蔔，也不能和感冒藥同服。

2.**少吃瓜子多吃梨**：不少女生都有吃瓜子的習慣，實際上瓜子是最傷陰的。相信大家都有這樣的感覺，瓜子吃多了會感覺口乾舌燥，想一想，常年累月下來，肯定是陰虛體質，這裡有一個簡單的解決方法，吃梨。下回買瓜子的時候，同時買兩個梨，吃完瓜子把梨吃了；當然，如果您本身已經陰虛了，就不要再吃瓜子了，多熬幾回梨湯喝一喝。

3.**夏要清涼，秋要養肺**：陰虛體質的人，夏天時要注意避免曝曬，不要出太多的汗，可以多吃點西瓜、酸梅湯之類的。秋天主燥，是陰虛體質者最應該注意的季節，注意什麼呢？注意養肺。肺是水之上源，腎是水之下源，水源不足則陰虛。因此，秋天要多到空氣清新清涼的地方郊遊，多吃一些百合、雪梨、沙參、玉竹等清涼滋潤食物，同時還要多練習腹式呼吸，使氣息綿長深沉。

4.**睡好覺是滋陰的基本法**：有熬夜經驗的人可能都有這樣的體驗，已經過了一點多了，該睡覺了，可就是睡不著，發熱、躁狂、心煩意亂，實際上，這是我們的「陰」出了問題。在中醫看來，夜晚睡眠是陰性行為，在我們睡著之後，陽氣潛入到陰氣當中，進行能量補充，陰氣則將自己的能量源源不斷的注入給陽氣，以彌補陽氣在白天的消耗。而熬夜就等於到了晚上繼續消耗能量，陰不足了，自然就睡不好覺。因此，建議大家要在晚上11點之前睡覺；其次，早上醒來之後喝一杯水，可以補一補陰。

趙老師養生答疑錄

Q：我今年26歲，前兩年常熬夜玩電腦，把身體搞壞了，半夜常盜汗，心煩意亂，有時還會失眠，醒來覺得精神疲憊，平時口乾喜歡喝水，但怎麼喝也不覺得解渴。請問這該怎麼辦？

A：這是明顯的陰虛症狀，建議到中醫院做詳細檢查，進行系統治療。在治療的同時，推薦你一個食療方，平時可以補一補陰：用去芯的蓮子20克、百合20克，和瘦豬肉一起加水同煲，等肉熟爛之後用鹽調味食用，每天1次。除此之外，平時還可多吃黑芝麻、豆腐、豆漿、木耳、番茄、香蕉、梨、蘋果等食物，少吃羊肉、蝦、韭菜、辣椒、蔥、瓜子等性溫燥烈的食物，尤其要少吃煎烤烹炸的食物。

🌿女人汗毛重、舌長紅點，表示體內有瘀血

在一次聚會中，朋友的女兒小雅看上去有點悶悶不樂，我便走過去和她打招呼：「怎麼了，小雅，一個人悶悶不樂的？」

「這麼大點兒的孩子，化那麼濃的妝，像什麼樣子！」小雅還沒說話，爸爸倒說上了，原來是父女倆吵嘴了。

不過，還真是，小雅的妝確實挺濃的。

「你以為我願意呀，不化妝『鬍子』就露出來，難看死了！」小

雅一臉委屈。

生活中，像小雅這樣長「鬍子」的女孩還真是越來越多，說是鬍子，實際是嘴邊的汗毛比較重，看上去像長了鬍子。對於愛美的女孩來說，這可真是太要命了。

「你自己照照鏡子，看看舌頭上是不是有一些小紅點？」我對小雅說。

她滿臉懷疑的拿出小鏡子，但很快這種懷疑就變成了驚訝：「哎呀，還真是，以前都沒注意，這麼多小紅點，有些都已經發黑了，趙叔叔，這是怎麼回事啊？」

我告訴她：「這叫瘀斑舌，這些小紅點中醫上稱為『蕈狀乳頭』，連同嘴邊汗毛較重的症狀，這都表示你的身體裡有瘀血，屬於血瘀體質，需要以活血化瘀的方法來調養。」

剛好，當時有一位學中醫的朋友也在場，經我一介紹後細心診斷了一下，當場開了藥，並且囑咐小雅平時可以買點紅花來泡茶喝。沒過多久，小雅便打電話告訴我，說她的「鬍子」不見了，舌頭上的小紅點也快消了。真為她感到高興。

雖然，我這裡看上去有些輕描淡寫，實際上對女人來說，瘀血是一個大問題。女人很多病症，如痛經、子宮肌瘤、子宮癌、乳腺增生等，往往不是貧血造成的，而是血瘀體質造成的。對於這個問題，沒有別的方法，只能活血化瘀。其實女人有一項天然優勢，因為女人的例假便是一個滌濁揚清的過程，在例假期間吃一些活血藥如桃仁、紅花、當歸、川芎等，會比平時更容易化去瘀血。不過，值得注意的是，服藥須遵從醫師指導，否則如果你身上有其他病灶，可能會火上澆油。

另外，要想辨別自己身體內有無瘀血，除了以上說到的幾種症狀外，還可以從其他幾個方面來判斷，如：

1.眼眶呈暗黑色，上下眼瞼也呈紫黑色。

2.皮膚灰暗沒有光澤，膚質粗糙、乾燥、有皮屑，嚴重者看上去如魚鱗。

3.手或腳指甲增厚變硬，稍輕的人指甲面高低不平，有條狀或點狀白色花紋。

4.頭、胸、腹、背、腰、四肢等部位有固定的疼痛，時時發作。

5.經常會胃脘部飽脹難消，按該部位，感覺不適。

趙老師養生答疑錄

Q：我今年23歲，有痛經的毛病，且身上還常會無緣無故出現一大塊青紫，請問這是血瘀造成的嗎？該怎麼辦？

A：根據所描述的症狀，你的身體裡的確應該是有瘀血，你可以對照血瘀體質的一些常見症狀，看看自己有否這方面的情況。對於這種情況，可在平時多吃些活血通氣的食物，如芹菜、薺菜、菠菜、香

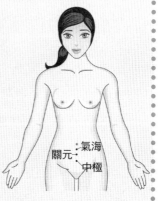

蔥、香菜之類；另外，保持身體暖和也非常重要，尤其是痙攣及充血的骨盆部位，可在腹部放置熱敷墊或熱水瓶，一次數分鐘。當痛經發作比較劇烈，疼痛難忍時，可指壓氣海、關元、中極這三個穴位，待疼痛感有所緩解後，可進行腹部按揉，方法為：自

上腹部至下腹部，又從下腹部至上腹部來回撫摸。當腹壁撫摸得有明顯的鬆弛度時，再從右下腹開始向上、向左，再向下順時針方向按摩，如此反復。

糯米甜醋燉豬腳，活血化瘀功效好

如果你是血瘀體質，自然就要活血化瘀，那什麼方法最好呢？我的回答很簡單，適合你的方法最好。實際上，中醫活血化瘀的方法特別多，你去翻《本草綱目》，會發現很多藥都有活血的功效，如參三七、桃仁、當歸、川芎、益母草等，都是女性比較常用的。在這個基礎上，古代名醫們還創製了一系列活血化瘀的方劑，如血府逐瘀湯、四物湯、少腹逐瘀湯、生化湯等，這些方子直到現在中醫還用來治療各種瘀血病和瘀血體質釀成的各種疾病。不過，方劑一定得在醫生的指導下才可使用，不能自己亂服，否則會產生副作用。

既然藥方不能亂用，那怎麼辦好呢？這裡給大家推薦一個食療方，同樣可以有活血化瘀的作用，那就是「糯米燉甜醋豬腳」，做法為：將豬腳洗淨，切成小塊，先用開水淖一下，去一去血水，放進鍋裡；在鍋裡倒上半瓶糯米甜醋，然後再擱幾塊去皮生薑（注意：不要切片），再加3～5個去殼熟雞蛋，最後加入清水；大火煮開後轉小火燉三、四個小時方可。喝醋吃豬腳、雞蛋，每天吃1小碗，實在喜歡吃，也可以吃兩小碗。這個方子，對於有痛經、月經延後、月經瘀血塊多、乳腺增生、子宮肌瘤、黃褐斑等病症的血瘀體質女性來說特別

合適，吃起來特別舒服，吃完周身通泰。不過，需要注意的是它只適合冬天吃，其他季節吃容易上火，而且濕熱、陰虛內熱的人尤其不能吃。

除此之外，適合血瘀體質者吃的東西還有很多，各類品種都有，而且不同種類雖然都有活血化瘀之功，但卻各有其針對的症狀。比如蔬菜類的韭菜、洋蔥、大蒜、生薑等，適合血淤體質冬季或陽虛間夾血淤體質吃，但如果吃後出現眼屎增多、眼睛模糊，說明吃得太多了，或者吃得不合時宜（晚上或春夏多吃了）；生藕、黑木耳、竹筍、茄子、蒟蒻等，適合血淤體質者夏天食用。水產類的螃蟹主要用於消散外傷後遺留淤血；海參對於血瘀體質引起的形體乾枯、皮膚乾燥，效果不錯。果品類的山楂有健胃消食、軟化血管的作用，適用於血瘀體質引起肥胖夾瘀血、慢性心腦血管疾病的調養。

我們都知道，酒也能活血，但血瘀體質的人要少喝，因為酒能傷肝；活血短暫，傷肝永久，得不償失。我建議女性血瘀體質的朋友可以適當喝一點紅葡萄酒、糯米甜酒，既可活血化瘀，又不會對肝臟構成嚴重影響。尤其對女性痛經、經血暗黑、月經血塊多、月經延遲的人來說，調養效果非常好。

除了飲食之外，還有什麼活血化瘀的好方法嗎？實際上，有一個最廉價的方法大家不要忘了，那就是運動。在我看來，女性之所以血瘀的情況比較多，坐得多、動得少是一個很重要的原因，正是這一多一少讓血液循環不暢。因此，我建議那些工作必須得「坐」的女士，不妨隔四、五十分鐘就站起來活動活動，下班後散散步、跳跳舞，做一些自己喜歡的活動，週末時約幾個朋友去逛逛公園，不要整天除了坐在椅子上就是窩在沙發裡。

趙老師養生答疑錄

Q：聽聞「當歸田七烏雞湯」是調理血瘀體質的良方，能詳細介紹它的做法嗎？

A：做法非常簡單：用烏雞1隻、當歸15克、田七5克、生薑1塊。首先把當歸和田七放進清水中浸泡清洗，把烏雞擇洗乾淨裝進一個合適的燉盅內，然後把洗好的當歸、田七、生薑一起排放在烏雞上，再加適量的鹽和清水（注意清水一定要沒過烏雞）。把蒸鍋內加水，大火燒開後放入燉盅，隔水蒸3個小時，雞肉爛熟之後，美味滋養的當歸田七烏雞湯就可以食用了。

不過，這款湯也不是所有人都適合服用，比如說容易煩躁、口乾舌苦的陰虛火旺體質者就最好別吃；另外，感冒的時候不能吃。還有，如果腸胃不太好，消化功能很差，還是應該把腸胃調治好以後再吃。

你究竟是憂鬱了，還是氣鬱了

世界衛生組織的一項報告指出，全世界憂鬱症患者超過1億人，到2020年有可能成為僅次於心臟病的第二大疾病。另外，全球每年約有5.8%的男性和9.5%的女性，會經歷一段時間的憂鬱，也就是說，女性憂鬱出現的機率是男性的1.6倍。

　　上面這些資料說明了一個問題：憂鬱症已經逐漸成為人類，尤其是女性健康的一大障礙。近年來，隨著媒體的廣泛報導，人們對這個問題越來越關注，以至於「憂鬱」成為了一個口頭禪，心情稍有不順就說自己「憂鬱了」。實際上，憂鬱症真的是一件很可怕的事，一個人得了憂鬱症就意味著全家人都要圍著他轉，小心防範他自殺，忍受他的壞脾氣與無盡的沉默，以及到處給他尋醫問藥來治療。

　　那麼，一個人為什麼會憂鬱呢？根據我的觀察，憂鬱症患者往往會有一個大背景──憂鬱體質。在現實生活中，有些人雖然還算不上憂鬱症，但根據一些表現可以斷定是氣鬱體質，而氣鬱體質如果不注意調養，很有可能會發展成為憂鬱症。一般來說，有類似這樣症狀的人可能就是氣鬱體質：性格比較內向；經常莫名其妙、不由自主的歎氣；女性月經前期會有比較明顯的乳房腹痛和小腹脹痛；大便發乾；經常失眠、偏頭痛，等等。

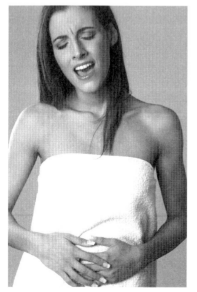

　　和憂鬱症相對應，氣鬱體質的女性要比男性多很多，我認為主要是因為女性比男性敏感，容易動肝氣。另外，女性生育或流產以及更年期都容易造成氣鬱，甚至憂鬱。那麼，氣鬱體質應該如何來調理呢？接下來我詳細說一說。

　　首先，還是要在飲食上加強調理，多吃柳丁、橘子、柚子、佛手、陳皮、洋蔥、絲瓜、包心菜、香菜、蘿蔔、玫瑰花、茉莉花等理氣解鬱的

食物，另外還可適當吃一些補肝血的食物，如龍眼、紅棗、葡萄乾、蛋黃等。再給大家介紹一則氣鬱體質養生方，當你有諸如脅肋疼痛，心煩易怒，胸悶不舒，噯氣泛惡，納穀不香，消化不良等症狀的時候可以使用：

佛手露

材料：佛手120克，五加皮30克，木瓜、青皮各12克，梔子、陳皮各15克，良薑、砂仁、玉桂各10克，木香、公丁香各6克，當歸18克，白酒10公斤，冰糖2.5公斤。

做法：材料共切粗末，裝入絹袋，浸入酒中，文火煮之，濾清後，加入冰糖即成。代茶飲。

功效：寬胸解鬱，疏肝悅脾。

其次，如果你有一段時間壓力太大，經常感到心情失落、鬱悶，可以刺激一下太沖穴，操作方法為：晚9～11點是肝經經氣運行最旺的時辰，每天這個時候先用熱水泡腳，然後按揉兩側太沖，每穴5分鐘，以出現酸脹或者脹疼為度。按揉時右腳順時針旋轉，左腳逆時針旋轉。持續一段時間，肝氣鬱結的症狀就會慢慢消失。

最後，我要告訴大家的是，氣鬱最忌憋著，一般喜歡生悶氣的人容易氣鬱。因此，建議大家有情緒就要發洩出來，該哭的時候就哭，強忍下去會忍出病來。同時，多出門旅遊，經常徜徉於山水之間，肝氣自然就開了。

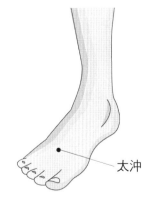

太沖

趙老師養生答疑錄

Q：我不久前流產了，覺得很恐慌，總是不能靜下來，必須要有一個人陪我說話。去看過西醫，醫生說我得了憂鬱症，早吃藥早好，給我開了一大堆抗憂鬱的藥。請問，我這是憂鬱症嗎？

A：憂鬱症一般不會積極主動想解決自己的問題，你這只是流產後導致的憂鬱，也可以說是形成了氣鬱體質。建議你去中醫院看看，拿一些解鬱的中藥吃。另外，建議你放下身邊的事情，選一個山青水秀的地方好好放鬆，可能會有所幫助。

🌿 更年期臟躁，離不了甘麥大棗湯

　　有個女性患者，是個家庭主婦，平時就是在家裡做做飯，照顧老人孩子。親戚朋友普遍認為她是一個賢妻良母，但最近她卻總是做出一些反常的舉動。據她的家人反映，有幾天她不停地說冰箱裡有髒東西，要扔掉，不扔掉就哭。沒辦法，先生當著她的面，找來一個收廢品的把冰箱抬走了；可第二天，她又問家裡的冰箱哪裡去了，非要找回來，不找回來又哭，好不容易勸住了，她又開始嘮叨著要到鄰居家當保母，不給去又鬧。她丈夫都快給逼瘋了，說再這樣下去只能離婚了。

　　「她最近是不是經常感覺情緒低落，而且出汗比較多？」我問

道。

「對啊，你怎麼知道？你說她這是不是得了憂鬱症？」她丈夫感到有點吃驚。

「她不是憂鬱症，而是更年期臟躁。」

中醫理論認為：婦女精神憂鬱，煩躁不寧，無故悲泣，哭笑無常，喜怒無定，呵欠頻作，不能自控者，稱臟躁。如果發生在妊娠期，稱為「孕悲」；發生在產後，則稱「產後臟躁」；發生在更年期，自然稱為「更年期臟躁」，實際上就相當於我們常說的更年期綜合症。對於這種病，嚴重了，很多人會認為她得精神病，但實際上就是氣鬱的一種。

關於臟躁一詞，最早見於《金匱要略 婦人雜病》篇：「婦人臟躁，喜悲傷欲哭，象如神靈所作，數欠伸，甘麥大棗湯主之。」這裡，就把病症、藥方全寫出來了。那麼，這個甘麥大棗湯怎麼做呢？方法如下：

材料：淮小麥、棗、炙甘草。

做法：水煮炙甘草，取汁。用炙甘草水煮小麥、大棗，先用武火煮，沸後用文火煨至小麥爛熟成稀粥即可。

用法：每日1劑，早晚空腹各服1碗或代茶隨意飲用。

功效：小麥性甘平，入心經，善心氣、養心神，能除熱解渴；甘草可補中益氣，甘緩和中；大棗甘平，補中益氣。三味合煎湯飲用，有養心安神、和中緩急之效。

在服用甘麥大棗湯的同時，配合家庭推拿治療，更年期臟躁效果會更加明顯，下面這套推拿手法是我從一位名師那裡學來的，有興趣的朋友不妨一試。需要注意的是，這套方法需與丈夫配合，在施治過

程中還可增加夫妻間的感情。

1.妻子取坐位，丈夫用捏拿法放鬆頸肩部的肌肉，約3～5分鐘。

2.妻子自己點按印堂、太陽、內關、神門（圖7-3），丈夫幫妻子點按百會、四神聰（圖7-4）、風池穴（圖7-5），每穴各半分鐘。

3.妻子取俯臥位，丈夫用兩手掌擦其腎俞、命門（圖7-5），以發熱為度。

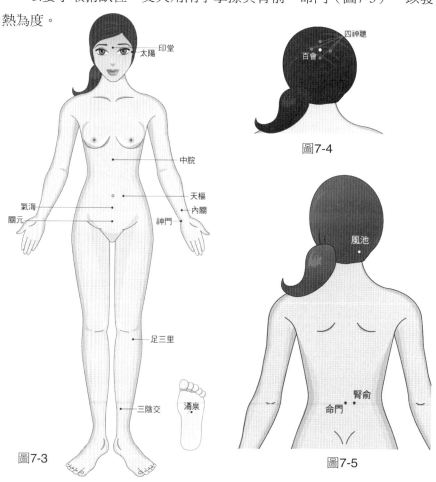

圖7-3

圖7-4

圖7-5

4.妻子取仰臥位，自己用雙手交替沿腹正中，自上而下推腹部10～20遍。

5.妻子自己按順時針方向按摩腹部，約3分鐘，力量由輕到重，以腹部發熱為佳。

6.丈夫幫妻子點揉中脘、天樞、氣海、關元穴，每穴各半分鐘。

7.丈夫用雙手幫妻子捏拿腹部肌肉，3～5遍。

8.丈夫幫妻子點按足三里、三陰交穴，每穴各半分鐘。

9.妻子自己用手掌小魚際穴側擦足底湧泉穴（左手擦右足，右手擦左足），以發熱為度。

除此之外，更年期臟躁女性在飲食上要多選富含維生素B的食物，如粗糧（小米、麥片）、豆類和瘦肉、牛奶等。牛奶中含有的色氨酸，有鎮靜安眠功效；綠葉菜、水果含有豐富的維生素B。這些食品對維持神經系統的功能、促進消化都很有幫助；同時，要少吃鹽（以普通鹽量減半為宜），避免吃刺激性食品，如酒、咖啡、濃茶、胡椒等。

 趙老師養生答疑錄

Q：我今年42歲，在銀行上班，最近總感到心慌，情緒容易波動，自己都控制不住，不知道有什麼方法可以快速判斷自己是不是更年期綜合症？

A：更年期綜合症會有生理異常與精神異常兩方面的表現。生理上多出現頭痛、頭昏、心悸、胸痛、胸悶、失眠、多汗、面部陣陣潮紅、四肢麻木、腳手掌心潮熱出汗、寒熱兼作、食欲

減退、胃腸功能紊亂、便秘、月經紊亂和性功能減退等；在精神上，早期表現為敏感、多疑、煩躁、易怒、脆弱易哭、情緒低落、注意力不集中等，隨著病程延長，會出現情緒憂鬱、坐臥不寧、搓手頓足、惶惶不可終日、有大禍臨頭之感，對細微小事過於計較，對自身變化過於敏感，反復回想以往不愉快的事，進而出現自罪觀念，責備自己沒有盡到責任，對不起親人，或悔恨自己成了廢人，或認為自己得了不治之症。

孕產期，女人優化體質的黃金時段

在我的印象裡，王太太一直是個身材單薄的女性，每次見到她總是病快快的，氣色很差，膚色也不好，總讓人怕哪一天這個人就倒下了。然而，前段時間看到她簡直判若兩人，體態豐滿了許多，面色紅潤，雖說膚色還稱不上白皙，但至少是健康了，總之，就是一個醜小鴨變成天鵝的故事。人都說「女大十八變」，可王太太今年都31歲了，是什麼原因讓她有了這麼大的變化呢？面對我的疑問，王太太說：「都是兒子給我帶來的福氣。」原來，兩年前王太太懷孕了，由於過去身體不太好，開始的時候很擔心留不住，於是就經常去醫院檢查，引起了醫院張大夫的注意。張大夫是個熱心腸，雖然年紀比王太太只大一歲，但知道的東西特別多，一來二去，兩個人就以姐妹相稱。張大夫就告訴王太太，她實際上是陰虛體質，所以身體不好，但如果在孕產這個階段加以調養，等生完孩子之後體質就會大大改觀。

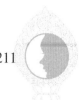

於是，王太太就在張大夫的指導下，一步一步調理，結果終於有了成效，不僅孩子健健康康，自己的體質也得到了改善。

女性之所以會在孕產期有一個體質大調整，主要是因為身體內環境、臟腑功能會因新生命的誕生而改變，氣血相對旺盛以養育後代。因此，對於素有陰虛、氣虛、陽虛、瘀血的女性來說，如果能借助這個機會注意孕期及產後調養，體質就能得到明顯改善。現實中這樣的例子很多，不僅外在形象變好，而且還可以把一些老病根除掉，如哮喘、痛經等；反之，如果不注意保養，很可能本來健康的身體也會出現體質偏頗，甚至落下病根，如肌肉勞損、腰腿關節痛、憂鬱症、胃病、偏頭痛等。一般人都知道，凡是孕產期落下的病，都很難治，其實這是體質偏頗造成的，體質調不過來，病就無法根除。一般來說，女性在孕產期要注意以下幾點：

第一，孕期既要避免營養不良，又要防止營養過剩。膳食品種要多樣化，盡可能食用天然食品，少食高鹽、高糖及刺激性食物，特別是一些高糖水果也不要多吃，最好不要增加飯量，可以多吃些輔食。

第二，孕期衣物要寬鬆舒適。不要為了身材好看就穿得緊繃繃的，衣服要儘量寬鬆舒適，鞋子也要以舒適為主，不要穿高跟鞋，以免跌倒造成危險。

第三，孕期要適當運動。女性在妊娠期不要一味的安胎靜養，在妊娠早、中期，身體尚靈活的時候，可以根據自己的身體情況和愛好，適當地參加一些體育活動，如散步、簡單的體操等，還可以做一些強度不大的家務活。

第四，坐月子一定要注意防風寒。在分娩過程中，產婦的筋骨腠理大開，同時伴隨著疼痛、創傷、失血，使體能快速下降，稍有不

慎，風寒侵入體內，就會導致月子病。老輩人坐月子的時候不能洗澡、洗頭、洗腳、刷牙，就是怕受風寒。不過現在環境好了，屋子裡的密封條件很好，該洗澡就洗澡，但是冬天還是擦澡就可以了，夏天可以淋浴，一定不能盆浴。而且夏天不能吹冷氣。

第五，產後虛弱的身體最怕寒涼之物，所以溫性食物最為補。在過去，生完小孩後都會先燉點雞湯補補，雞湯酸性入肝，肝藏血，女人補身子要先補肝。熬雞湯時，可放一些黃芪、黨參、桂圓等有溫補功效的藥物。很多產婦生完小孩以後乳汁不足，這時可煲一些鯽魚湯、豬蹄湯來喝，會促進乳汁分泌。坐月子期間如果想吃水果，可以把水果先放在溫水裡泡一泡，祛除水果本身的寒涼之氣，再食用就不會著涼了。

第六，懷孕期間宜避免房事。孕期前三個月、後三個月及在月子期間絕對不能行房事，否則會妨礙子宮的恢復，還會引發多種婦科疾病。

 趙老師養生答疑錄

Q：我懷孕之後出現尿頻的現象，經常是剛從洗手間出來沒多久就又想進去了。請問這是正常現象嗎？需不需要看醫生？

A：孕期頻尿常發生在懷孕早期和晚期，是由於膨脹的子宮壓迫膀胱引起的，屬於正常現象，一般不需要就醫。但注意，只要有尿意就及時排出，不要憋著；睡前少飲水。在妊娠晚期，排尿時可前後搖動身體，有助於減輕膀胱受壓及排空膀胱。另外，如果發現尿痛或小便混濁，應就醫治療。

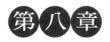

第八章

舒筋骨、通經絡，
讓好能量在女人體內一路暢行

　　如同電器需要電線傳遞電能方可正常運轉，人體各器官也需要能量的輸入才能發揮作用，而經絡就相當於人體的電線，它如同一張大網，分佈全身，把能量向周身傳遞，循環往復。當經絡受阻，就如同人體某部位的電線斷了，健康就會出問題。因此，維護健康首先要維護經絡，保持能量運行通道暢行無阻。

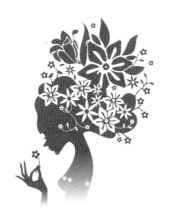

看不見的能量運行通道——經絡

在日常生活中，我們看到電能通過電線將電輸送給電器，讓電器能夠運轉，試想，如果把電線切斷，沒有了能量的輸送，電器便會立即停止運轉。那麼人體呢？人體能夠思考，能夠說話，能夠運動，能量是通過什麼來傳遞的呢？有人可能會想到血管。然而，我們都知道，能量是看不見，而血管中的血液是清晰可見的。實際上，血管就相當於汽車的輸油管道，它輸送的是能源，而不是能量，當能源輸送到引擎轉化成能量後，才能產生作用。

大家不用猜了，給人體輸送能量的管道是我們都很熟悉的東西——經絡。說到經絡，有一個問題就不能不談，那就是經絡究竟存在不存在？這個問題解決不了，一切就都免談。過去，我雖然堅信經絡是存在的，但這都是從中醫書上讀到的，所以面對一些人的質疑我也沒辦法解答；後來，經過一次科學實驗，我終於親身驗證了經絡的存在。

我們公司有一個李教授，是經絡問題專家。有一次，我們談到了經絡是否存在的問題，他就和我約了一個時間到實驗室，用紅外輻射成像技術驗證了經絡的存在。實驗是這樣的：先用艾灸灸一個沒有經絡的部位，經檢查發現，皮溫是以艾灸部位呈圓暈狀向外擴散的；然後，又選擇後背的命門穴施灸，結果發現皮溫是順著脊柱直線向上走的。我們知道，脊柱周圍沒有大的血管，不可能是循著血管走的，所以這條線就是命門所在的督脈。後來，李教授又和我說到了循經皮膚病，同樣證明了經絡的存在。

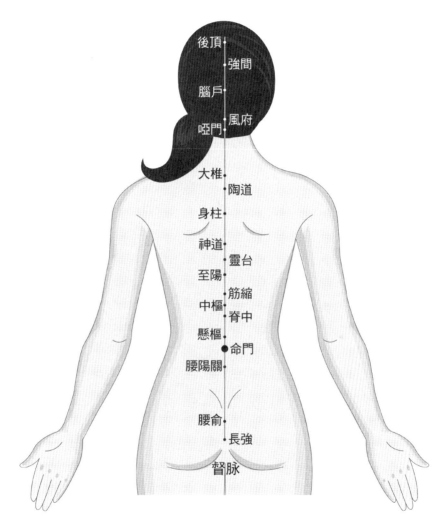

後頂
強間
腦戶
風府
瘂門
大椎
陶道
身柱
神道
靈台
至陽
筋縮
中樞
脊中
懸樞
命門
腰陽關
腰俞
長強
督脈

　　由此可見，經絡確實是存在的。這個問題解決了，我們也該好好認識一下經絡了。經絡學說，追本溯源可以追到《黃帝內經》，它裡面差不多有一半講的都是經絡。那麼，究竟什麼是經絡呢？經絡由經和絡組成，經就是幹線，絡就是旁支。人體有12條主幹線，也叫做「十二正經」，還有奇經八脈以及無數條絡脈。經和絡縱橫交錯，在

人體裡構成了一張大網，這張網就是人體的活地圖，它內連臟腑，外接四肢百骸，可以說身體的各個部位，臟腑器官、骨骼肌肉、皮膚毛髮，無不包括在這張地圖之中。

關於經絡系統，現在很多書都有詳細介紹，我在這裡就不贅述了，此處，我主要為大家說說經絡和陰陽五行的關係。中醫很講究陰陽，經絡也不例外。中醫上將經絡中內屬於臟的，跟臟直接相連、關係最緊密的經稱為陰經；將內屬於腑的，跟腑直接相連、關係最密切的經稱為陽經。陽經在四肢的陽面，陰經在四肢的陰面；另外，人體經絡也與五行對應，即木、火、土、金、水分別對應肝經、心經、脾經、肺經、腎經，各經之間也存在著五行相生相剋的關係。肝經太旺的人平時都喜歡生氣，因為肝經主怒，如果是女性的話就容易得乳腺增生，因為肝經循行經過乳房；除此之外，它還可能會有消化系統方面的問題，因為木克土，肝經異常會影響到脾經。

以上所說，皆是人體內部能量在經絡中運行所產生的規律，實際上它和外部能量也有對應關係。外部環境調節，同樣會影響身體健康，以顏色為例：青紅黃白黑五色分別對應肝經、心經、脾經、肺經、腎經，根據經絡與五色的對應關係，心經虛的人，即心慌、心悸的人宜多穿紅色衣服；肺經虛的人，即平常經常感冒的人宜多穿白色衣服；肝經虛的人，就是平時膽子小，容易被驚嚇的人宜多穿青色衣服；腎經虛的人，平常怕冷，小便次數多而且清長的人宜多穿黑色衣服；脾經虛的人，即消化功能不好的人宜多穿黃色衣服。

我曾看到過一位針灸大夫坐診，給我留下了深刻的印象。當時患者是一位穿著青色外衣的女士，這位女士臉色萎黃，想請大夫調理一下。大夫診治完開了一些藥，同時還囑咐她以後不要穿青色的衣服，要

多穿黃色衣服。後來，這位大夫解釋說，正常人穿什麼顏色的衣服都無所謂，但這位女士本來脾經就很虛，而青色屬木，旺肝經，肝經一旺就克脾經，患者的脾經太虛了，經不起肝經的一點旺盛，所以不宜穿青色衣服。經過這件事之後，我再一次感歎：中醫真是太神奇了！

趙老師養生答疑錄

Q：請問「五味入口，各有所歸」是什麼意思？與能量養生理論有關係嗎？

A：「五味入口，各有所歸」是中醫對食物性味歸經的概括，它與我們所說的能量養生學說並不矛盾。我們知道，食物是人體能量之源，而不同性味的食物所化生的能量也是不同的，這不同的能量自然要歸入不同的能量運行通道，即經絡。比如，對於腎虛腰痛、腰酸之人，中醫師會勸患者多食栗子、核桃、芝麻、山藥、桑椹、豬腰子、枸杞子、杜仲等，而不會介紹此人去吃百合、龍眼肉、大棗、銀耳、人參等補品，這同樣是因為前者入腎經、能夠補腎壯腰。

 ## 能量運行受阻，身體一定有反應

我身邊有很多中醫界的師友，閒暇之餘常登門請教。有一次，我正在一位老中醫家裡聊中醫診病是否科學的事，恰巧有位中年女性來

看病。這位女性年齡43，是一名工人，一年多來月經量增多，小腹脹、腰酸，這幾天又感覺胸悶，且伴有心悸症狀。從表面來看，我覺得可能是更年期綜合症，但我沒有說出口。

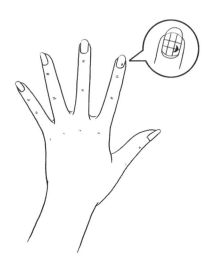

老先生也沒有妄下結論，先號了脈，然後問：「全身上下還有什麼異常的地方？」

婦女伸出手，說：「我這個指甲很奇怪，您看看是怎麼回事？」

果然，只見她左手無名指甲橈側近端處有一個月牙形符號，紫紅色。

老先生說：「這有可能是癥瘕，用現代醫學的說法叫子宮肌瘤，對面就有一家醫院，可以去做個超音波檢查。」

我感到很驚訝，憑這幾點就能判斷出子宮肌瘤？於是，我便跟著這位女性到醫院做了檢查，結果很快出來了：子宮肌瘤（增強光團1.5x1.3cm）。這讓我再一次感受到中醫的神奇，檢查回來，老先生開出藥方送走患者之後，我懷著崇敬的心情問：「您究竟是根據什麼判斷出子宮肌瘤的呢？」

老先生耐心地解釋道：「關鍵還是看指甲上那個紫紅色小月牙。中醫理論講『有諸內，必形諸外』，因為氣血（即能量）通過經絡筋脈在人體內循行，它內聯臟腑，外絡肢節和毛髮指甲。在健康情況下，氣血能夠順利疏通四肢百骸，為全身各個器官提供能量，但如果

身體的某一部位發生病變，就會讓它的運行受到阻礙，身體其他相應的部位就會出現一定症狀。左手無名指指甲中部遠端和近端正是女性子宮氣血相對應的位置，這個部位出現異常就表明子宮發生了病變。」老先生頓了頓，又說道：「中醫望、聞、問、切四大診病法，之所以把望診放在第一位，就是因為它診病精準，而且便於推廣應用。」

老先生的一席話讓我茅塞頓開，實際上這就跟交通一樣，前面的車輛出現了事故，後面的就會一輛一輛堵上去。當然，如果有其他道路，一些車就會繞道而行，但無論是哪種情況，都可以通過這種間接觀察來判斷前面出了交通事故，而不一定非要到了事故現象親眼看到了才知道。可以說，能量就像人體內的汽車，它的運行通道受阻了，人體一定會出現一些症狀，通過對這些症狀的觀察，就可以判斷出症狀出現的根源。

從那次以後，我便對診病法產生了深厚的興趣，經過不斷的學習，也積累了一些經驗，有機會再和大家分享。

 趙老師養生答疑錄

Q：我是一名辦公室行政人員，今年26歲，幾個月來一直感覺經前小腹疼痛，行經時疼痛加劇，月經量多，而且顏色黯紅，有小塊，但指甲上沒有什麼特殊狀況，有可能是子宮肌瘤嗎？

A：並非所有子宮肌瘤患者指甲上都有紫紅月牙，這主要取決於個人的體質以及病症的深淺。根據你的描述，患子宮肌瘤的可能性很大。建議你到正規醫院做個超音波檢查，確診一下。一

般來說，對子宮肌瘤進行自查，有以下幾種方法：

　　1.觀血。月經增多、絕經後出血或接觸性出血等，常因宮頸或宮體發生腫瘤所致。

　　2.觀帶。正常白帶是少量略顯黏稠的無色透明分泌物，隨著月經週期會有輕微變化，但膿性、血性、水樣白帶等都不正常。

　　3.自摸腫塊。清晨，空腹平臥於床，略彎雙膝，放鬆腹部，用雙手在下腹部按觸，由輕淺到重深，較大的腫物可被發現的。

　　4.感覺疼痛。下腹部、腰背部或骶尾部等疼痛，都要注意。

骨正筋柔，能量自流——養好骨盆女人一生不痛

　　經絡是人體能量的運行通道，那麼筋骨與能量運行又有什麼關係呢？眾所周知，人體是由臟腑、經絡、皮肉、筋骨、氣血與津液等共同組成的，正常生命活動有賴於各部分功能正常及相互之間的協調統一。臟腑不和，由裡達表引起經絡、氣血、津液病變，導致皮肉筋骨病損；反過來，外傷疾患也會由皮肉筋骨損傷引起氣血瘀阻，經絡阻塞，或津血虧損，或瘀血邪毒由表入裡，進而導致臟腑不和。

　　這道理其實很簡單，因為筋骨是人體的支架，經絡附於其上，骨正筋柔，經絡暢通，能量才能循環暢行，人才會健康；反之，筋骨出現病損，經絡必然受阻，能量無法輸布，自然會導致臟腑受損。因此，筋骨的問題一定就是大問題，不容忽視。雖然說，一個人全身的筋骨都很重要，都要注意保養，但對女人來說，尤其要注意保養骨

盆，不僅因為骨盆有著女性最重要的兩個器官——子宮和卵巢，還因為女性的骨盆相對更容易受傷，容易導致能量運動受阻。

我認為很多患有婦科病的人，臀部外側這個區域的經絡都是不通的，特別是那些患有痛經、卵巢囊腫、子宮肌瘤的人，這種狀況非常普遍，而當醫生通過一些方法將這個部位疏通之後，再配合一些食療來補足氣血，病症很快就會消失。

曾有一位張女士，痛經非常厲害，幾乎每次都要痛得在床上打滾，有時甚至會痛得暈過去，她到處尋醫問藥，就是治不好，以至每次月經來前都非常恐懼，甚至曾經有過自殺的念頭。後來，請中醫開了補血、袪寒的中醫，還通了經絡，雖然有效果，但還是沒根治。一個偶然的機會，她認識了某中醫藥大學的王教授，王教授略一檢查就問她：「你是不是曾經被車撞過？」她想了想說：「沒有啊⋯⋯」「你再想想，肯定有東西撞擊過你的腰或臀這個部位。」王教授堅定地說。「哦，對了，兩年前被自行車撞了一下臀部，因為當時什麼感覺都沒有，就⋯⋯呀，我怎麼沒想到呢？好像痛經就是從那時候開始的。」王女士這才恍然大悟。王教授說：「這就對了，你的骨盆有很嚴重的偏位，必須用正骨手法正過來，痛經才能根本解決。」於是，王教授為張女士做了一次正骨，剛做完，她就長長呼出一口氣：「呼，已經很久沒有這麼舒服過了。」由於張女士的情況比較嚴重，接連做了一個多月的正骨，再加上自我按摩經絡，痛經才算徹底好了。

由此可見，骨盆的保養非常重要。如果你有長期痛經的毛病，各種方法都治不好，一定要查查是不是骨盆出了問題，如果真是這麼回事，建議你請正骨專家幫忙正一正，如果情況不太嚴重也可請家人來

幫忙，方法很簡單：選擇一個安靜舒適的環境，打開平時最愛聽的音樂，旋律最好是舒緩的，這樣有助於身心放鬆。患者俯臥在毯子上，按摩者站在患者頭頂處，面朝腳部，摸到患者的骨盆上緣——沿著腰部往下，會碰到橫向的骨骼，那裡就是；用掌根處將骨盆上緣輕輕向腳部方向推（注意：不是畫圈動作，是向下推），每秒大約1～2次，力度要根據患者的承受能力進行，這個過程中患者身體可能會隨之搖動，這是正常的，要避免的話，可讓患者的腳抵到牆上。

除此之外，還可配合一些飲食通經的方法，如薑紅茶：將薑削成薄片，放在杯子裡，儘量多放幾片，越辣越好，加上幾勺紅糖，不要怕熱量高，女人在月經期間可以大量吃糖卻不發胖，可以再加上一點紅棗和桂圓，用沸水泡茶喝。如果不夠燙，可以在微波爐裡熱一下，薑茶越滾燙越有效。同時，還要注意在經期不應吃含有咖啡因的食物，因為它會讓你情緒緊張，也不應吃生冷或辛辣等強刺激的食物，如霜淇淋、燒烤、麻辣鍋等。

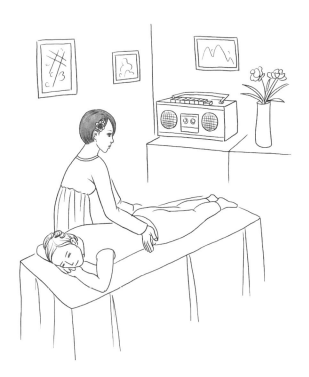

趙老師養生答疑錄

Q：我是個舞蹈老師，結婚5年一直沒懷孕，基本上每次月經來都會肚子痛、腰部酸痛、肛門墜脹、便秘，而且跟丈夫行房總是疼痛不堪，這是怎麼回事呢？

A：根據症狀描述，這很可能是子宮內膜異位，但得到醫院檢查才能確定。如果確實是這個原因，可能是你作為舞蹈老師，經期做跳躍、翻滾動作時，經血從子宮逆流入盆腔造成的，解決方法有兩種：一是用藥使月經停閉，異位的子宮內膜就會漸漸萎縮，但這樣還是無法懷孕；另一是在月經乾淨後，每晚臨睡前將調治痔瘡的痔瘡栓塞塞到肛門裡，保持一夜，這樣亦能矯正異位的子宮內膜，但月經期間不要使用。

 ## 拿五經梳頭法，為天下女孩解除脫髮煩惱

我經常遇到這樣的情況，年紀輕輕的女孩，長得非常漂亮，頭髮卻掉得非常厲害，而且是梳頭梳得越多，頭髮就掉得越多。這是為什麼呢？在中醫看來，「髮為血之餘」，頭髮不好自然是血的問題，當然，多數情況造成脫髮的罪魁禍首並不是血虛，而是血瘀。由於血是能量的載體，如果血在身體中瘀住了，能量不能上達頭部，滋潤髮根，頭髮自然就不會堅固。因此，解決方案很簡單，就是梳頭通經。

中醫認為，常梳髮能促進髮根血液循環，有堅固髮根、黑潤髮色的作用。但是，用普通的梳頭方法（沿頭皮向後梳）會帶下頭髮，特別是對那些本來已經有脫髮症狀的女性朋友來說更是不好。在這裡，我給大家推薦一種不僅不會掉頭髮，而且能治療脫髮的方法，就是用「拿五經」的方法梳頭。方法如下：

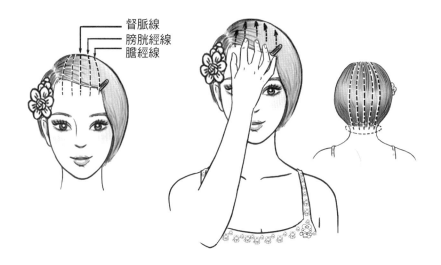

督脈線
膀胱經線
膽經線

五指張開，分別置於前髮際督脈、膀胱經、膽經的循行線上（中指位於頭部正中的督脈線上，食指和無名指位於頭部正中與額角之間內1/3處的膀胱經線上，拇指與小指位於頭部正中與額角之間外1/3處的膽經線上），五指指尖立起，用力點按5～10秒，使點按處出現明顯的酸脹感，再原地揉20秒，這叫做點揉法。然後指尖放鬆，五指垂直向上移動約半公分的距離，再次用力點按，如此反覆點按，自前髮際一直點按至後頭部顱底，計為一次，共點按20～30次。按揉時如遇某個部位的疼痛感較為明顯，可將揉法加到1分鐘，然後繼續如上操作。

　　為什麼稱為「拿五經」呢？因為手法是用五指分別點按人頭部中間的督脈，兩旁的膀胱經、膽經，左右相加，共5條經脈，所以稱為「拿五經」。中醫認為，頭為「諸陽之首」，是人體的主宰，人體所有陽經均上達於頭面，所有陰經的經別合入相表裡的陰經之後均到達頭面，並且這些經脈通過頭頂的5條經脈匯於百會穴，起著運行氣血、濡養全身、抗禦外邪、溝通表裡上下的重要作用。此外頭部還有穴位40多個、刺激區十餘處，常刺激能疏通經絡，增強血液循環，改善顱內營養，起到醒腦提神和養腦安神的作用，既可以讓白天精神旺盛，又可以讓晚上睡眠安穩。

　　有人可能要問，一定不能用梳子嗎？當然不是，不過有幾個細節需要注意：

一、梳子有講究

　　硬齒梳，而且齒要粗而疏，拿在手裡要有質感，不能輕飄飄，長短大小不限，一般以13～17齒的手拿著比較舒服。

二、梳法更講究

　　用硬齒梳也是同樣的操作方法和要領，即不要前後梳動，而是局部點揉。

三、講究梳的時間

　　1.黃昏梳頭健身法：宋代才女李清照推崇黃昏時分梳頭，她主張：「梳頭百餘梳，散頭臥，熟寢至明。」睡前陽氣沉伏，陰氣隆盛，此時反復梳理，就會使你睡意增加，幫你安然進入美麗的夢鄉。

梳頭通過對頭部上星、神庭、百會等穴位的反復梳理，可使煩躁、憂鬱逐漸消退、思維穩定，能有很好的催眠作用。

2.晨起梳頭健身法：《養生論》說：「春三月，每朝梳頭一二百下，壽自高。」說明了春天勤梳頭對養生有特別的意義。春天是萬物萌生、成長的季節，人體也順應自然的特點，陽氣逐漸生發，表現為毛孔開放，循環系統功能增強，新陳代謝加速。此時，養生的要點就是要順應天時，順應生理，使肢體舒展，氣血流暢。每天梳理頭髮只是「舉手之勞」，卻能宣行瘀滯、疏理氣血、通達陽氣。

一年之計在於春，一日之際在於晨。一天之中早晨為陽氣生發之時，此時梳頭有醒神開竅的功效，可以預防中風，促進中風後遺症的康復。腦出血或腦血栓引起的癱瘓、肢體麻木、反應遲鈍、記憶衰退、失語、嘴歪眼斜、大小便失禁等後遺症的患者，若能長期堅持梳理，對以上症狀都有緩解和治療作用。

 趙老師養生答疑錄

Q：我生完孩子快三個月了，這幾天梳頭的時候發現脫落的頭髮比以前多很多，而且髮線也開始後退，該怎麼辦呢？

A：不用過於擔心，產後脫髮實際上是一種暫時的生理現象，這主要是因為生產導致血氣虛弱，不足以上行滋養毛髮。通常，這種脫髮主要集中在頭部前1/3處，承著分娩後能量的補充，身體氣血運行恢復，脫髮會自然停止，同時還會長出新髮。不過，如果生產超過半年還在大量脫髮，就應該到醫院檢查一下了。

為什麼說三陰交是救美的英雄穴

愛美是女人的天性，但很多人花了大把的時間和金錢，卻眼睜睜地看著衰老爬上自己的臉龐，因此，經常有一些女性朋友向我討教美顏秘方，除了介紹一些保健品外，我往往還會向她們介紹一個古代流傳下來的養顏秘方——揉三陰交穴。

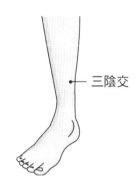
三陰交

三陰交穴就是女人身上的美麗大穴，可以幫助女性維持年輕，延緩衰老，推遲更年期，保持女性魅力。那麼，三陰交對女人、對人體究竟有什麼神奇作用呢？以下為大家詳細介紹：

1.保養子宮和卵巢：人體的任脈、督脈、沖脈這三條經脈的經氣都起於胞宮（子宮和卵巢），其中，任脈主管人體全身之血，督脈主管人體全身之氣，沖脈是所有經脈的主管。每天17～19點為腎經當令之時，用力按揉每條腿的三陰交穴各15分鐘左右，能保養子宮和卵巢，促進任脈、督脈、沖脈的暢通。女人只要氣血暢通，面色就會紅潤、白裡透紅，睡眠踏實，皮膚和肌肉不垮不鬆。

2.緊致臉部肌肉：如果脾受到傷害，臉上及全身肌肉都會更快地鬆弛。如果想在40歲之後還能對抗地心引力，讓臉部肌肉和胸部不下垂，除了飲食要規律之外，還要經常在21～23點，即三焦經當令之時，按揉左右腿的三陰交穴各20分鐘，這樣有健脾作用，因為三陰交是脾經的大補穴。

3.**調月經，祛斑，祛皺，祛痘**：三陰交是脾、肝、腎三條經絡交會的穴位。其中，脾化生氣血，統攝血液；肝藏血，腎精生氣血。女人只要氣血足，那些月經先期、月經後期、月經先後無定期、不來月經等統稱為月經不調的疾病都會消失，而女人臉上長斑、痘、皺紋，其實都與月經不調有關。只要每天21～23點，三焦經當令之時，按揉兩條腿的三陰交各15分鐘，就能調理月經，祛斑、祛痘、祛皺。不過，要堅持每天按揉，按揉一個月之後才能看到效果。

4.**改善性冷淡**：很多女性面對高壓的生活節奏，或者因為自身飲食結構或生活習慣不合理，導致性冷淡，這樣很容易影響夫妻感情，導致家庭不穩定。三陰交是一個大補穴，能補氣補血，提升女人的性欲，讓女人遠離性冷淡，重溫浪漫人生。每天17～19點，腎經當令之時，按揉三陰交，對提升性欲的效果最好。堅持一個月，便可收到效果。

5.**調治肌膚過敏**：皮膚之所以過敏，出現濕疹、蕁麻疹、皮炎等，都是體內的濕氣、濁氣、毒素在搗亂，三陰交是脾經的大補穴，脾最大的功能之一是能夠把人體的水濕濁毒運化出去。每天中午11點，脾經當令之時，按揉左右腿的三陰交各20分鐘，能把身體裡的濕氣、濁氣、毒素排出去。不出一個半月，皮膚就能恢復光潔細膩、乾淨無瑕了。

6.**保持血壓穩定**：三陰交是一個智慧調節穴位。如果你的血壓過高或過低，每天中午11～13點，心經當令之時，用力按揉兩腿的三陰交各20分鐘，堅持兩三個月，就能把血壓調理至正常值。

另外，三陰交還能調治脾胃虛弱、消化不良、腹脹腹瀉、白帶過多、子宮下垂、全身水腫、眼袋浮腫、小便不利、腳氣、失眠等症。

對於穴位的按揉，不要指望一兩天出效果，一定要長期堅持才能看到效果。每天堅持按揉兩條腿的三陰交各15分鐘以上，就不必懼怕歲月的侵蝕。如果感覺用手指按揉比較累，可以用經絡錘敲打，或者用筷子頭按揉，效果也一樣。

 趙老師養生答疑錄

　　Q：上國中時，我就發現自己的臉肥嘟嘟的，小時候可能大家覺得可愛，沒什麼人說我，現在上大學了，我的臉越來越肥，別人都笑我是「大餅臉」，有什麼方法能把臉瘦下來嗎？

　　A：方法是有，但你得堅持下來。每天晚上9點鐘左右，按揉左右腿的三陰交穴各10分鐘。同時，還可配合使用瘦臉膏：取白芷、白蘞、大黃、蘆薈、野菊花各50克，白附子9克，到正規藥店去買，不要買到假貨，買的時候讓藥店將其磨成細粉，回來用塑膠袋裝好放冰箱保存，每次取半湯匙的量，加一點點蛋清調勻，滴入3滴含量100%的純迷迭香精油，再調勻，薄薄地塗抹在臉上，3分鐘後，再用雙手拍打臉部100下，可以用力一點，長期堅持，就能有瘦臉的效果。

站式八段錦，中老年女性的經絡通調方

　　我知道八段錦是很早以前的事情，但真正認識它，不過是這幾年的事。記得2009年的春天，我到北京開會，閒暇之餘到處走走，不知不覺來到了什剎海，猛然間看到有十幾個老太太在路邊一處空地上做操。剛開始我以為是在練太極，但仔細一看才發現是八段錦。等她們做完之後，我問了一下：怎麼會想到練八段錦呢？八段錦和太極一樣，雖然都是古人傳下來的導引功法，但其影響力遠不如太極拳，一般老年人鍛鍊都認太極拳，但她們異口同聲說有老師推薦。老師是誰呢？是一個93歲的老太太，姓高，據說是位中醫名家。老太太告訴我：男人練太極比較合適，有助於養陽；女人則比較適合練八段錦，可以養陰。

　　回家後，我對八段錦進行了仔細的研究，發現它確實是一種極佳的中老年女性運動。它運動量不大不小，既可以強身防病，又能醫疾治病，特別是一些久治不癒的慢性婦科病患者，練八段錦能得到明顯的改善效果。這八個運作，每個都能對某一局部起到應有的效果，一套做下來，實際上把全身的經絡都疏通了一遍。八段錦流行至今，有各種不同的版本，我在前人的基礎上略加整理，這裡介紹給大家是整理之後的站式八段錦：

第一段：雙手托天理三焦

　　起勢：直立，兩臂自然下垂，手掌向內，兩眼平視前方，舌尖輕抵硬顎，自然呼吸，周身關節放鬆，足趾抓地，意守丹田，以求精神

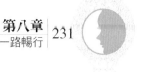

集中片刻，兩臂微曲，兩手從體側移至身前，十指交叉，掌心向上。

動作：

1.兩臂徐徐上舉，至頭前時，翻掌向上（圖8-6），肘關節伸直，頭往後仰，兩眼看手背，兩腿伸直，同時腳跟上提，挺胸吸氣（圖8-7）。

2.兩臂放下，至頭前時，掌心由前翻轉向下，腳跟下落，臂肘放鬆，同時呼氣。

3.如此反復16～20遍，使呼氣吸氣均勻。

收勢：十指鬆開，兩臂由身前移垂於兩側。

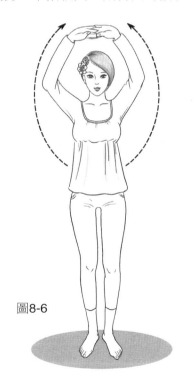

圖8-6

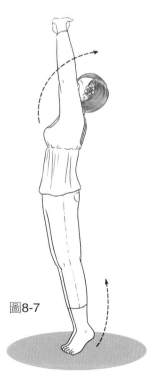

圖8-7

第二段：左右開弓似射雕

起勢：自然站立，左腳向左側跨一步，兩腿屈膝成馬步，上體直，同時兩臂平屈於兩肩前，左手食指略伸直，左拇指外展微伸直，右手食指和中指彎曲，餘下手指緊握（圖8-8）。

動作：

1.左手向左側平伸，同時右手向右側猛拉，肘彎曲與肩平，眼看左手食指，同時擴胸吸氣，模仿拉弓射箭的姿勢（圖8-9）。

2.兩手回收，屈於胸前，恢復起勢，但左右手指姿勢相反，同時呼氣。

3.右手向右側平伸，同時左手向左側猛拉，肘屈與肩平，眼看右手食指，同時擴胸吸氣。

4.如此左右輪流進行開弓16～20次。

收勢：還原預備姿勢。

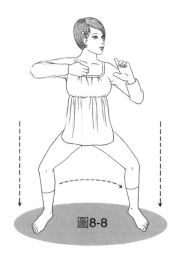

圖8-8

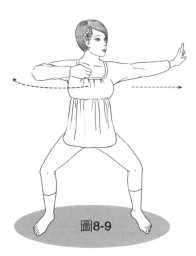

圖8-9

第三段：調理脾胃須單舉

起勢：立直，兩臂自然垂於體側，腳尖向前，雙眼平視前方。

動作：

1.右手翻掌上舉，五指伸直併攏，掌心向上，指尖向左，同時左手下按，掌心向下，指尖向前，拇指展開（圖8-10），頭向後仰，眼看右指尖，同時吸氣（圖8-11）。

2.復原，同時呼氣。

3.左手翻掌上舉，五指伸直併攏，掌心向上，指尖向右，同時右手下按，掌心向下，指尖向前，拇指展開，頭向後仰，眼看左指尖，同時吸氣。

4.復原，再呼氣。

5.如此反復16～20遍，運動時宜注意配合呼吸均勻。

收勢：恢復起勢狀態。

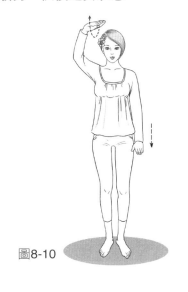

圖8-10

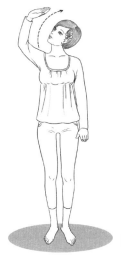

圖8-11

第四段：五勞七傷往後瞧

起勢：直立，兩臂自然伸直下垂，手掌緊貼腿側，挺胸收腹。

動作：

1.雙臂後伸於臀部，手掌向後，軀幹不動，頭慢慢向左旋轉，眼向左後方看，同時深吸氣，稍停片刻（圖8-12），頭復歸原位，眼平視前方，呼氣。

2.頭再慢慢向右旋轉，眼向右後方看，吸氣，稍停片刻（圖8-13），再旋轉復歸原位，眼平視前方，呼氣。

3.如此反復16～20遍。

收勢：恢復起勢狀態。

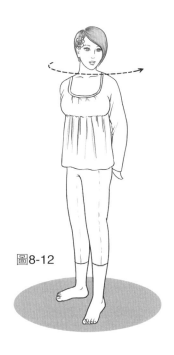

圖8-12

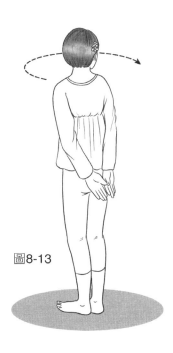

圖8-13

第五段：握拳怒目增氣力

起勢：自然站立，兩腿分開屈膝成馬步，兩側屈肘握拳，拳心向上，兩腳尖向前或外旋轉，怒視前方。

動作：

1.右拳向前猛衝擊，拳與肩平，拳心向下，兩眼睜大，向前虎視（圖8-14）。

2.右拳收回至腰旁，同時左拳向前猛衝，拳與肩平，拳心向下，兩眼睜大，向前虎視。

3.左拳收回至腰旁，隨即右拳向右側衝擊，拳與肩平，拳心向下，兩眼睜大，向右虎視（圖8-15）。

4.右拳收回至腰旁，隨即左拳向左側衝擊，拳與肩平，拳心向下，兩眼睜大，向左虎視。

5.如此反復進行16～20遍。注意配合呼吸，拳出擊時呼氣，回收時吸氣。

收勢：最後兩手下垂，身體直立。

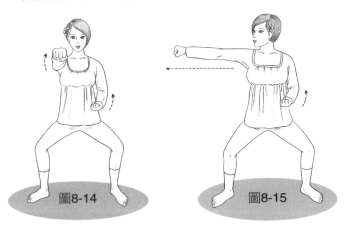

圖8-14　圖8-15

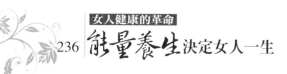

第六段：兩手攀足固腎腰

起勢：兩腿直立，兩手自然垂於體側，成立正姿勢。

動作：

1.兩臂高舉，掌心相對，上體背伸，頭向後仰（圖8-16）。

2.上體儘量向前彎曲，兩膝保持正直，同時兩臂下垂，兩手指尖儘量向下，頭略抬高（圖8-17）。

3.如此反復16～20遍。此段可用自然呼吸。

收勢：恢復起勢狀態。

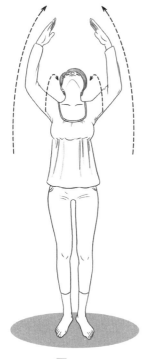

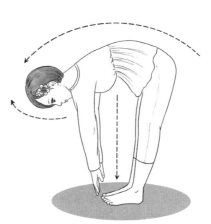

圖8-16   圖8-17

第七段：搖頭擺尾去心火

起勢：兩腿分開，屈膝下蹲成馬步，兩手按在膝上，虎口向內（圖8-18）。

動作：

1.上體及頭向前深俯，隨即在左前方儘量作弧形環轉，頭儘量向左後旋轉，同時臀則相應右擺，左膝伸直，右膝彎曲（圖8-19）。

2.復原成起勢姿勢。

3.上體及頭向前深俯，隨即在右前方儘量作弧形環轉，頭儘量向右後旋轉，同時臀部相應左擺，右膝伸直，左膝彎曲。

4.復原成起勢姿勢。

5.如此反覆16～20遍，可配合呼吸，頭向左後（或右後）旋轉時吸氣，復原時呼氣。

收勢：最後直立而收勢。

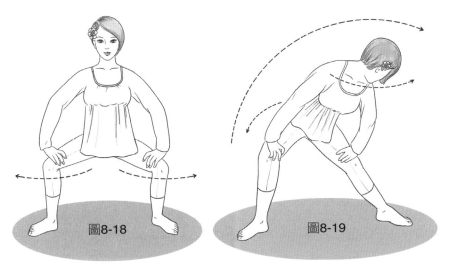

圖8-18　　圖8-19

第八段：背後七顛把病消

　　起勢：立正，兩手置於臀後，掌心向後，挺胸，兩膝伸直（圖8-20）。

　　動作：

　　1.腳跟儘量向上提，頭向上頂，同時吸氣（圖8-21）。

　　2.腳跟放下，著地時有彈跳感，同時呼氣。

　　3.如此反復進行16～20次。

　　收勢：恢復成起勢姿勢。

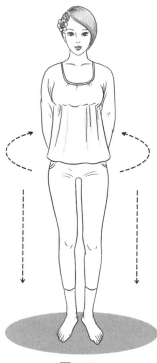

圖8-20

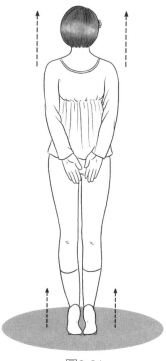

圖8-21

趙老師養生答疑錄

Q：我練八段錦已經有三個月了，每次練，在雙手托天和單手舉的時候，食指、中指尖都會有麻麻的感覺，尤其是手掌從高處放下的時候，這算正常嗎？另外，練功多長時間才能有效果？

A：有麻麻的感覺屬正常現象，不必擔心。另外，關於效果的問題，我建議您不要執著於效果，實際上，你越是想著出效果，就很可能因沒看到效果就失望，失望了就有惰性，有惰性就偷懶，偷懶就放棄，最後不了了之。八段錦的保健功效，是經過近千年時間驗證的，不要擔心它沒效。堅持下去，也許三五個月，甚至一年兩年都沒效果，但如果你堅持練了十年，你就發現自己身體比別人好很多，年輕很多，也幸福很多。

帶脈是蒼天賜給女人的幸福脈

說到女性保健經脈，自然離不開帶脈。帶脈是人體奇經八脈之一，也是人體唯一橫向走的經脈，它跟腰帶一樣，圍腰一周，約束其餘縱行的經脈。古人之所以取「帶脈」為名，除了它像帶子一樣纏在腰間，還因為它和婦科經帶的關係密切，用現代的話說，就是專管調理月經及婦科各器官功能的重要經絡。

帶脈最重要的一個功能就是防治帶下病，保護女性生殖系統健

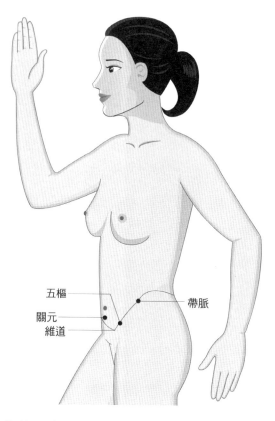

五樞　　帶脈
關元
維道

康。女性青春期後，由於激素的原因，會分泌白帶滋潤陰道。生理性
白帶通常是比較透明的，沒有什麼異味，稍微有一點白顏色，而且不
至於沾濕內褲，也沒有癢或者不適的感覺。但是當女性出現一些婦科
炎症的時候，如盆腔炎、宮頸炎、子宮內膜炎等，就會出現病理性白
帶，也就是中醫上講的「帶下病」。從某種程度來說，大部分婦科炎
症實際上都可歸入帶下病，只不過不同的病因會出現不同的白帶異
常。臨床上常見的白帶異常有：白帶增多；無色透明黏性白帶；白色
或灰黃色泡沫狀白帶；凝乳狀白帶；水樣白帶等。

　　患有白帶異常的女性，生活品質嚴重受損，不僅性生活無法進行，而且還要飽受陰道癢、痛的折磨。這時若敲一敲帶脈，調動帶脈的能量，增強其約束力，就能將這些症狀有效緩解，甚至徹底解除。從這個角度來說，帶脈無愧於「蒼天賜給女人的幸福脈」這一稱號。敲帶脈其實很簡單，每天晚上臨睡前，握空心拳，沿著帶脈的循行方向敲打，用力適中，肥胖者可力度大一些，敲100～300次即可，沒有什麼嚴格的要求，關鍵要能堅持下去，做到持之以恆。

　　現實生活中，有些人白帶異常，除了帶脈失約之外，還有可能是任脈受損。因此，建議大家在敲帶脈之後，不妨按摩關元穴3～5分鐘。這是一個很好的輔助方法，配合上敲帶脈，除了防治白帶異常之外，還可以幫助減肥、控制食欲、治療便秘，大家不妨試一下。

　　上面介紹的只是防治帶下病的一個基本調養方法，如果對於不同病症能加以靈活運用，效果會更好。以下就簡單給大家介紹幾種：

　　1.白帶過多：帶下量多，綿綿不絕，顏色偏白或淡黃，質地比較稀，沒有臭味；另外，伴有雙腳浮腫，食欲不佳，大便偏稀，這屬於中醫所說的「脾陽虛」。對於這種狀況，除了刺激帶脈穴（帶脈上有三個穴位，帶脈穴是其中之一，另外兩個是五樞穴和維道穴）和關元穴之外，還要補脾俞和足三里，其方法為：每天下午5～7點用艾條灸帶脈，同時隔薑灸關元3分鐘。另外，每天早上7～9點艾灸或按揉兩側脾俞穴和足三里3分鐘。

　　2.水樣帶：白帶量多，清稀如水，淋漓不斷，小腹發涼，有下墜的感覺，腰酸疼，頭暈，耳鳴，夜尿多，大便稀，平時手腳發涼，這屬於腎陽不足，寒濕內盛。每晚艾灸關元、帶脈、命門和腎俞各3分鐘，可以給身體生真火，消滅這些不適。

3.**黃帶**：帶下量多，顏色發黃，黏稠，有臭味，胸悶心煩，食欲不好，口發苦，嗓子冒火，排尿困難，這是濕熱損傷任帶二脈引起的。堅持按壓任脈，每天從中極按揉到關元5分鐘，再按壓帶脈1分鐘，按揉次髎3分鐘。

4.**帶下黃稠異味**：陰部瘙癢，灼熱，紅腫脹痛，帶下多，黃稠有臭味，嘴裡發苦，咽乾，頭暈，心煩不寧，大便乾，小便黃，這是肝經濕熱下注引起的。除了敲帶脈之外，每天用2～3根牙籤並在一起點刺蠡溝和中極穴3～5分鐘。

趙老師養生答疑錄

Q：這兩個月，我的白帶都是黃綠色的，跟膿似的，很可怕，有時夾著血絲，有難聞的臭味，小腹灼熱疼痛，小便困難，有痛感，到當地醫院看過，一直服藥，症狀卻沒有改善。請問有什麼方法嗎？

A：這實際上就是我們常說的宮頸糜爛造成的。對這個症狀，穴位刺激只能起到一個輔助作用，而且要先看你的體質，如果你平時怕冷，說明你體質偏寒，每天艾灸帶脈穴和關元穴3分鐘；如果你平時老心煩口渴，手腳心發熱，說明你體質偏熱，按摩這兩個穴位就可以了。當然，這只是作為日常保健，還是建議你到大一點的中醫院去看一看，最好配合一些中醫外洗法治療。

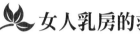 女人乳房的救護天使——肝經

乳房是展現女性魅力的部位，擁有一對豐滿、挺拔的乳房是很多女性的夢想。對女性來說，乳房不僅是重要的性徵、天賜做媽媽的權力，同時也是調和氣血、維護健康的守護者，一定要好好地照護它。

目前，乳腺系統疾病已經成為女性健康的頭號殺手。據資料統計，乳腺癌的發病率占全身各種惡性腫瘤的7～10%，近年由於各方積極報導、宣傳，引起了廣大女性對乳腺癌的關注，但同時也給大家帶來了一些心理壓力，好像只要有腫塊就是乳腺癌。其實，大多數乳房腫塊並非癌變，乳腺癌的腫塊一般會有這樣的特質：大多呈不規則，為圓形或長圓形，邊界不清楚，質地硬，多見於乳房外上方；另外，乳房隱痛、刺痛，呈漸進性加重，並牽涉到肩背部，也可能是乳腺癌的徵兆。

從臨床上來看，女性患乳腺炎和乳腺增生的機率要遠遠高於乳腺癌，但如果這種病症處理不好，就有可能引起癌變。事實上，無論是乳腺炎、乳腺增生，還是癌變，凡是乳腺疾病，從中醫的角度看都是肝經惹的禍。肝經經過乳房，情緒不好，肝氣鬱結，氣不通暢，影響乳絡，各種乳腺病就發生了。因此，治療乳腺疾病首先要疏通肝經，讓心情好起來。以下分別介紹乳腺炎和乳腺增生的經絡療法。

一、患了乳腺炎，用太沖穴和膻中穴來治

做媽媽是女人一生莫大的幸福，但也經常會面臨這樣的情況：給寶寶餵奶一個月左右，乳頭就開始皸裂、脹痛，一餵奶就感覺特別

疼，嚴重時一碰就會有脹疼感。這就是乳腺炎的症狀，一般以初產婦較多見，發病多在產後3～4周，如不及時處理，容易惡化為蜂窩組織炎、化膿性乳腺炎。所以，如果產婦不小心得了乳腺炎，一定要及時採用按摩和輔助療法進行治療，防止惡化。

具體操作方法：堅持每天15～17點按揉太沖穴和膻中穴3～5分鐘，然後捏拿乳房。用右手五指著力，抓起患側乳房，一抓一鬆揉捏，反復10～15次，重點放在有硬塊的地方，堅持下去，就能使腫塊柔軟。按摩之外，還有熱敷療法，將仙人掌或者六神丸搗碎加熱後外敷5分鐘。

女性朋友感到乳房脹痛時，用橘核或者玫瑰花泡水喝，可以疏肝理氣。此外，哺乳期的媽媽要穿棉質內衣，因為尼龍化纖材料的內衣掉下的微小線頭非常容易鑽到乳頭中去，引起炎症。

二、按壓行間穴和膻中穴，可有效防止乳腺增生

乳腺增生在成年女性中極為常見，多見於25～45歲女性，其本質是一種生理增生與復舊不全造成的乳腺正常結構紊亂，症狀是雙側乳房同時或相繼出現腫塊，經前腫痛加重，經後減輕。

很多患了乳腺增生的女性非常緊張，生怕和乳腺癌掛上鉤。其實，大可不必這麼緊張，由乳腺增生演變成癌症的概率很小，只要注意調整自己的情緒，舒緩壓力，再配合一些按摩治療，乳腺增生是不會威脅健康的。

具體操作方法：每次月經前7天開始，每天用手指按壓兩側行間穴2分鐘，或者從行間向太沖推，臨睡前按揉膻中2分鐘，或者沿著前正中線從下向上推，月經來後停止。這樣做可以解除乳房脹痛，防止

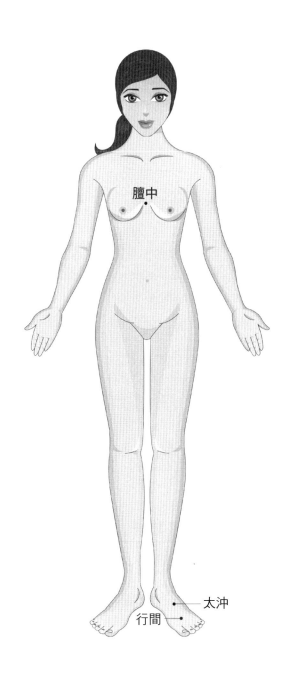

乳腺增生。

防止乳腺增生除了按摩預防之外，還要注意改變生活中的一些環境行為因素，從根本上防止乳腺增生進一步發展。如調整生活節奏，減輕各種壓力，改善心理狀態；養成低脂飲食、不吸煙、不喝酒、多活動等良好的生活習慣；注意防止乳房外傷，等等。

趙老師養生答疑錄

Q：我媽媽今年63歲，腦子有點不大清楚了，前段時間我幫她洗澡時發現她乳房皮膚上出現許多小點狀凹陷，請問這是怎麼回事？

A：建議你趕緊帶母親到醫院檢查，因為這很可能是乳腺癌。你說的這種情況我們稱為「橘皮症」，看上去就像橘子皮一樣。從現代醫學的角度來說，乳房皮下的淋巴管被癌細胞堵塞，或位於乳腺中央區的腫瘤浸潤，引起乳房淺淋巴液回流時，皮膚的真皮層會出現水腫，由於皮膚在毛囊處與皮下組織緊密聯結，就會在毛囊處出現多個點狀凹陷，使皮膚出現橘皮樣外觀。

發現女人身上的美膚大穴

一個美麗的女性應該包括容顏、身材、肌膚三大要素，三者缺一不可。常見有些女性臉蛋很漂亮，身材也不錯，就是肌膚太差，結果

讓自己無法跨入美女的行列。俗話說：「一白遮百醜」，雖然白皙只是膚質的一個面向，但它卻準確的傳遞了皮膚對一個女人的重要性。

可以說，擁有潤滑、潔白的肌膚是每一個愛美女士的夢想，然而現實就是這麼殘酷，女人的肌膚往往非常脆弱，稍不留意就出問題，於是很多人只好求助於化妝品，但誰都知道，拿那些化學東西抹到臉上、身上，雖然可以讓你暫時美麗，但傷害卻是永遠的，於是就形成了惡性循環。在一些社交場合，很多女性朋友都向我討教美膚方法，我總是告訴她們，最好的美膚大藥就在你們自己身上，也就是穴位。借這個機會，我把這些方法總結一下，介紹給大家。

一、皮膚白皙的秘密：指壓四白、刷足底

當你向前平視的時候，沿著瞳孔所在直線向下找，在眼眶下緣稍下方能感覺到一個凹陷，這就是四白穴。四白穴有「美白穴」、「養顏穴」之稱，每天堅持用手指按壓它，然後輕輕揉3分鐘左右，一段時間以後，臉部皮膚就會變得細膩白皙。按摩四白穴時，為增強效果，首先要將雙手搓熱，然後一邊吐氣一邊用搓熱的手掌在眼皮上輕撫，上下左右各6次，再將眼球向左右各轉6次。

僅僅四白穴一個穴位自然不能讓全身的肌膚美白，所以還要加上刷足底。方法

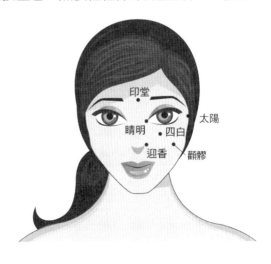

其實很簡單，只要在晚上洗腳後用刷子摩擦腳底5分鐘就可以了。由於人體的一切內臟都與腳底相聯繫，而且足底還有一個湧泉穴，所以通過刷子的刺激，可促進體內激素的分泌，從而使皮膚變得白嫩。

二、極簡單的祛斑穴位按摩操

白嫩肌膚上的斑總是如眼裡的沙子般礙眼，肌膚出現斑時該怎麼辦呢？只要經常進行面部穴位按摩，就可以使面部色斑顏色變淡，甚至消失。方法如下：

1.以雙手大魚際在雙側顴骨部由內向外做環形按揉1分鐘。

2.以雙手拇指指腹由前額正中向兩邊分推，從眉毛上方推至太陽穴，反復進行1分鐘，然後用雙手中指指腹由晴明穴開始沿兩側鼻背向下推抹至迎香穴，反復進行1分鐘。

3.雙手手掌置於兩頰外側，以食指、中指、無名指、小指指腹貼於兩側面頰部，手指按次序由下向上運動，做掃的動作，反復進行1分鐘。

4.用拇指指腹按揉印堂穴1分鐘，再用雙手中指指腹分別按揉兩側四白、迎香、顴髎穴各1分鐘。

5.受術者微閉雙眼，術者用雙手大魚際從前額向兩側分抹至太陽穴，然後向內下撫摩至顴部，經兩側面頰到下巴處，反復進行1分鐘。

三、陰陵泉和足三里是黑頭的死對頭

如果將痘痘比喻為活火山，那麼黑頭就好比死火山，雖然危險性不足以引起我們特別關注，但它的確是女性肌膚之大敵。《黃帝內經》說：「脾熱病者，鼻先赤。」從五行看，脾胃屬土，五方中與之

相對的是中央，而鼻子為面部的中
央，所以鼻為脾胃之外候。脾土怕
濕，濕熱太盛時就會表現在鼻子上，
所以要去黑頭就要除脾濕，而除脾濕
最好的穴位就是陰陵泉穴和足三里。

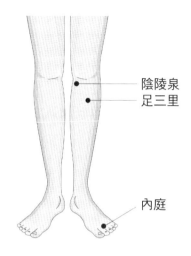

陰陵泉穴在膝蓋下方，沿著小
腿內側骨往上捋，向內轉彎時的凹陷
就是陰陵泉穴所在。每天堅持按揉陰
陵泉穴10分鐘，就可以除脾濕。對於
足三里，要除脾濕最好是用艾灸，因
為艾灸的效果比較好，除脾濕的速度
會更快。建議你利用空閒時按揉陰陵泉穴，每天堅持10分鐘；另外，
晚上睡覺前，用艾條灸兩側的足三里5分鐘，只要長期堅持，就可以除
脾濕，使黑頭消失。

四、讓臉上痘痘一掃而光的穴位

很多女性，尤其是處於青春期的少女，對於惱人的痘痘真是恨之
入骨，本來白白嫩嫩的臉蛋，竟被幾個痘痘破壞了，該怎麼辦呢？在
中醫看來，痘痘大多是胃火旺盛造成的，它往往還伴有臉色偏紅、口
氣重、肚脹等症狀，有時還會便秘，想改善這種狀況就要按揉天樞和
內庭穴。具體操作方法：每天早晨起床後，先用大拇指點按兩側內庭
2分鐘，瀉胃火；再按揉兩側天樞2分鐘，通便。飯後半小時，再按揉
天樞2分鐘。

趙老師養生答疑錄

Q：我的皮膚粗糙，常起小米粒一樣的疙瘩，上面還有小黑頭，尤其是手臂和腿上，密密麻麻的，夏天我都不敢穿裙子和短褲。請問有治療的方法嗎？

A：實際上，這是肺功能不好造成的，解決方法就是按摩列缺穴。列缺是肺經穴位，能調肺氣。列缺這個穴位很好找，兩手交握，左手食指在右腕背部，食指下就是列缺穴，找到之後直接用食指按壓3分鐘即可，按壓時間最好在上午9～11點，除了手指按壓外，還可用熱毛巾敷，或用艾條灸。另外，想辦法多出一些汗，幫助排出體內毒素，比如大量喝水之後運動，對你的問題也有幫助。

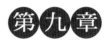

第九章

喚醒女人心能量，
尋回生命內在的喜悅

　　人是一個統一的整體，心靈的能量和身
體的能量也是相通的。作為現代女性，心靈
疲倦的現象非常嚴重，這種心能量的透支，
恰恰是諸多婦科病的導火線。因此，女人的
健康不能單單從生理的調節入手，還要關注
心靈能量的修復與補充。須知，一個滿心喜
悅的女人，才是一個幸福、健康的女人。

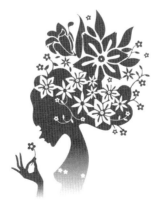

心靈疲倦，只會讓女人如花般枯萎

　　我身邊有不少幹練的女性，做起事情真是快刀斬亂麻，每天看到她們都有一種昂然向上的激情，自己常常都會被感染；然而，有一件事情卻改變了我的看法。那次，公司利用長假帶大家外出旅遊，男同事們大都積極踴躍，除了幾個情況特殊的都報了名，而女同事們則只報了一小半，問她們為什麼，理由簡直讓人啼笑皆非：覺得太累了，想利用假期在家好好休息一下。

　　這件事情給了我一個警示，連旅遊都覺得累，能量該透支到什麼程度了啊！如果說這些女同事在上班時是一朵盛開的花，那麼這朵花盛開之後可能就要枯萎了。從那之後，看到女同事加班，我便主動勸她們回去休息。與此同時，我也在思考一個更深層次的問題：這些女同事感覺累的根源究竟是什麼呢？翻閱了一些資料之後，我找到了一個恰當的詞來概括：心靈疲倦。

　　儘管現代生活中疲倦是一個非常普遍的問題，但如果將其擺在大自然中來觀察，它其實是個十分獨特的現象。在自然界，到處都是充滿精力和有意義的活動。鳥兒一早醒來便引吭高歌，忙著築巢，為牠們的雛子尋找食物；松鼠竄上大樹，在枝葉間蹦來跳去；春天來臨時，地上的花草帶著豐沛的活力破土而出。事實上，這種令人訝異的精力，不僅存在於生物界，在整個物質世界也隨處可見：海浪不斷衝擊著海岸，河川滔滔不絕的湧向大海；大風起兮，橫掃落葉；地球以無比的速度自轉，同時圍繞著太陽運行，而太陽不斷產生光和熱，照亮我們的星球。同時，物理學家還告訴我們，宇宙不過是一個活力充

沛、悸動不停的能量場。

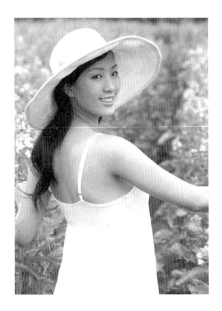

對應這些現象，我們可能會感到困惑，為什麼我們會感到疲倦？我經過一系列的研究後發現，疲倦實際上是一種內在的動因，是通過外在活力釋放能量之後導致的心能量缺失，也就是我所說的「心靈疲倦」。這與真正生理上的疲倦不同，比如建築工人做了一天的活，晚上累得腰酸背痛，躺在床上睡一覺，第二天又生龍活虎了。而我在前面所說的那些女同事則不同，她們也會覺得身體疲憊，但這種疲憊不是生理造成的，而是心理，她們會逐漸喪失對一切事物的積極性，甚至大多數還會失眠，時間久了就會導致生理期異常，乃至出現各種各樣的毛病。

那麼，為什麼女性相對來說更容易心靈疲倦呢？我認為，這還是由於女性的生理特點以及歷史因素造成的。在中醫陰陽理論中，女屬陰，男屬陽，女人本身就「陰常有餘而陽不足」，容易造成能量缺失；另外，在歷史長河中，女性一直扮演著從屬的角色，如今猛然和男性一樣參與社會工作，承受力自然相對較差一些，所以容易身心疲憊。

總而言之，女性一定要適當調解自己的工作和生活，別讓心靈疲憊影響到健康。在下面幾個章節中，我會講到一些緩解心靈疲倦，喚醒心能量的具體方法，希望能對女性朋友有一些幫助。

趙老師養生答疑錄

Q：最近總是感覺身心疲憊，我看到先生服用海狗鞭特補酒，上面寫著有抗疲勞的功效，請問女人也可以服用這種特補酒嗎？我覺得我可能是工作太累，屬於亞健康，特補酒對這種情況有效嗎？

A：首先，女性不僅可以服用海狗鞭特補酒，而且它還對女性有一些特殊功效，如緩解女性更年期症狀，養顏美膚，延緩女性衰老等。第二，海狗鞭特補酒確實對緩解亞健康症狀、抗疲勞有功效，如果您單純是工作太累造成的暫時性疲勞，服用它就夠了，但如果您是長期的心靈疲倦，能量透支嚴重，就需要結合我以下將介紹的一些方法來長期調理了。

想得越多，心氣耗損得就越厲害

前段時間，偶然看到一個節目，正在講一起離婚糾紛的案子，這位妻子（前妻）雖然化了很厚的妝，但卻難掩其滿臉的疲態。據她自己所說，目前她的胃和膽都出了問題，身體已經非常虛弱了。為什麼會這樣呢？按照她的說法，主要是婆婆和丈夫在她懷孕時的疏忽造成的，但據我觀察，這位女性自身的問題也是很嚴重的，她腦子裡想的東西太多了。

在做節目的時候，這位女士拿出了一個厚厚的筆記本，上面記滿了對婆婆和丈夫的「控訴」，包括懷孕時婆婆不給她燉雞湯，肚子痛只給她吃止瀉的藥而不請醫生；丈夫過節不給她買禮物，過年不送她回娘家，等等，全是一些細枝末節、雞毛蒜皮的事，她一一的記了下來。

　　看完這個節目，我對這位女士非常同情。雖然在節目裡沒有提到，但我想她一定是個經常失眠的人，每天想那麼多東西，能不失眠嗎？不言而喻，這對她身心造成的傷害要遠遠超過別人對她的傷害。

　　事實上，女人「想太多」致病自古便很普遍。中醫裡有一個很特別的女性病叫「臟躁」，對此，中醫是這樣說的：婦女精神憂鬱，煩躁不寧，無故悲泣，哭笑無常，喜怒無定，呵欠頻作，不能自控者，稱臟躁；用現代醫學的說法，這實際上就是一種精神病，而且是獨屬於女人的一種精神病。據我看來，這種病其實就是想太多導致心能量不足造成的。

　　一般來說，當一個人心裡有某種強烈的願望時，也就是滿腔熱情時，身體會耗費大量的氣血能量，而如果這個人想完之後不能做出決斷、一直放不下，總是回過頭再去想，尤其是在晚上睡覺的時候，沒有其他的干擾，便在腦子裡翻江倒海，這樣下去必然會憂鬱成疾。事實上，女人大部分病都是這樣一點一滴累積來的。

　　我們知道，女人的心思大都是細膩、敏感的，但人的心理承受能力是有一定限度的，如果長期處於精神過度緊張的狀態，日積月累，難免有朝一日心理防線會被壓垮，產生過度緊張、焦慮、煩躁、惱怒、憂鬱等不良情緒，導致心理障礙，從而引發高血壓、心臟病、消化性潰瘍、糖尿病、神經症、婦科病，甚至癌症。因此，要想活得自

由自在，去病延年，首先便要給心「鬆綁」，不要想那麼多。

趙老師養生答疑錄

Q：我最近被查出來得了膽囊炎，丈夫說得這個病的人都是小心眼，我覺得他說得沒有道理，請問我該怎麼反駁他？

A：實際上，你丈夫的說法有一定的道理，因為中醫講「肝主謀慮，膽主決斷」，謀慮事情是要耗費肝血的，而謀慮了半天不敢決斷，就會導致肝膽相互抵觸。如果平時想事情較多，且總是不能決斷、放不下，反復的想，就會嚴重影響到肝膽的功能，而形成肝部的血管瘤、膽囊炎、膽結石等。當然，說得膽囊炎的人都是小心眼，也並不準確，因為除了心理作用外，還有許多其他因素會導致膽囊炎，如飲食不規律等。雖然這不算什麼大毛病，但建議你在平時還是要多加注意。

心煩意亂時，不妨播一粒孤獨的種子

前段時間，讀蔣勳教授的《孤獨六講》，收穫頗豐，讓我對「孤獨」這個問題有了更深入的理解。在書中，有這樣一些精彩的描述，他說：

「孤獨沒有什麼不好。使孤獨變得不好，是因為你害怕孤獨。」

「孤獨和寂寞不一樣。寂寞會發慌，孤獨則是飽滿的，是莊子說

的『獨與天地精神往來』，是確定生命與宇宙間的對話，已經到了最
完美的狀態。」

「當你被孤獨感驅使著去尋找遠離孤獨的方法時，會處於一種非
常可怕的狀態；因為無法和自己相處的人，也很難和別人相處，無法
和別人相處會讓你感覺到巨大的虛無感，會讓你告訴自己：『我是孤
獨的，我是孤獨的，我必須去打破這種孤獨。』你忘記了，想要快速
打破孤獨的動作，正是造成巨大孤獨感的原因。」

近年來，研究女性健康問題，我發現絕大多數女性都是害怕孤獨
的。正是這個原因，讓大家處於一種不健康的生活狀態，甚至達到病
態的程度。為了擺脫孤獨，大家想盡了各種方法，比如整天趴在電腦
前跟網友聊天，或整天抱著電視；比如瘋狂的採購、吃東西；比如與
姐妹淘大聊特聊或到嘈雜的娛樂場所發洩，甚至可能會放縱自己、傷
害自己。近年來，不斷傳出有些女星吸毒、自殺，相信絕大多數都與
不健康的心理有關。

正如蔣勳教授所講：「使孤獨變得不好，是因為你害怕孤獨。」
在我看來，大家之所以害怕孤獨與這個浮躁的社會風氣是緊密相關
的。我們身處花花世界，整天接受著嘈雜的負面能量，似乎只有找到
一個精神寄託才能讓自己平靜下來，以不至於徹底崩潰。然而，對多
數女人來說，尋找寄託的方向錯了，大家只注重於外在的東西，而最
根本的寄託實際上應該是自己的內心。這些外在寄託表面上是提供了
一種暫時的依靠，實際上它們在消耗著大家的心靈能量，只會讓大家
感到越來越疲憊，形成惡性循環。

那麼，該怎麼做呢？前段時間，一位單親媽媽給了我靈感。懷
孕之後，那個曾經與她海誓山盟的人消失了，在所有家人的反對聲

中，她把孩子生了下來。在我看來，她這個階段的生活簡直應該說是處於瘋狂之中，然而我發現她卻表現得很平靜。她是從哪裡獲得力量的呢？很簡單，她刻意推著嬰兒車，帶著嬰兒平靜的散步，感受腳下的大地，使呼吸平靜並感知自己的身體；她刻意在大樹附近或樹下散步，感受它們的力量和根基；她刻意買來一些讓自己靜心的書籍，在孩子睡熟時靜靜的讀。以這些方法，她把自己從瘋狂中拯救了出來。

我還認識另一名女性，是位成功的企業家，她每天都要應酬各種各樣的人，這樣很容易會被壓得喘不過氣來。但是她很聰明，如果是在自己的辦公室裡，她會找機會洗幾個玻璃杯，站在水池旁邊感受自己和大地的能量交換；即使在開會的過程中，她會把視線轉移到窗外廣闊的天空，這時她會儘量忽略會議，給自己營造一點空間，然後再把注意力轉回來，重新充滿活力；她還會定期給自己一個小假期，一個人出去走走，哪怕置身陌生人群中，她也會覺得很安靜。

不難看出，這兩位女士都很善於為自己製造一些孤獨的機會。這種孤獨是心靈的修養，是與大自然能量的交流。因此，當你頂著壓力心煩意亂時，當你身處人群忙亂不堪時，不妨向她們學習，在內心種上一顆孤獨的種子，讓它伴隨你的心靈一起成長。

 ## 趙老師養生答疑錄

Q：我是一個特別需要朋友的女生，平時喜歡說話，只要拉住一個人就會不停的說，停下來就會感覺空虛，因為這個原因，很多朋友都疏遠了。我該怎麼辦呢？

A：你這是典型害怕孤獨的表現，如果用一個詞來概括就叫

作「語言孤獨」。這種情況現在已經非常普遍了，實際上是試圖用語言表達來擺脫孤獨。我建議你可以和自己對話，把你要說的話對著鏡子跟自己說出來，不過，這樣並不能解決根本性的問題，你必須嘗試一種靜心的方法，比如打坐，或是一個人到郊外散步。只要能讓心平靜下來，給自己一種寧靜的力量，你就不需借助說話來擺脫孤獨了。

 ## 尋找本心，做一個能感動人的女人

　　傅山是明代著名的婦科專家，他寫的《傅青主女科》可說是中醫關於女性健康最重要的一部著作，書中很多方法至今仍被醫家廣泛應用。相傳，傅山曾經遇到過這樣一個奇特的病例：

　　村中有一青年叫李小牛，入贅到粉蓮家，小倆口恩恩愛愛，日子過得很好。一天，李小牛因入贅遭人嘲笑，回家跟媳婦發洩了幾句。粉蓮越想越傷心，抽泣了一夜，第二天病倒在床，有氣無力，食飲不進了。請醫生開方抓藥，但一喝病人就乾嘔。

　　經人指點，李小牛找到了傅山。傅山問清病情後笑道：「這病不見病人也能治，只是眼下藥不齊，不過你可先準備藥引子。回家的路上，你在水溝裡撿一塊雞蛋大的黑石頭，回去後擦洗乾淨，先旺火，後文火煎熬，水隨時添加，不能停火，注意不要熬乾了，直到石頭煮軟了，再來我這裡取藥。千萬注意，不要讓水乾了，要人不離火。」

　　李小牛聽後，滿懷希望，按傅山的囑咐，撿了塊雞蛋大的深色

石頭，回家便加水煮了起來。結果，李小牛熬了個通夜，直到雞叫天明，水也不知添了多少次，但石頭還是不見軟。

媳婦醒來，見丈夫通夜不眠，守在灶邊耐心煎石頭，憐愛之心油然而生，主動要幫丈夫看著火，讓李小牛去詢問傅山是不是方法不對。

見了傅山，他大笑著說道：「不軟就不必煎了，你回去吧，藥也不必服了，你媳婦的病已經好了。」李小牛不解地回到家中，發現媳婦早把飯做好在等著他呢！

看完這個故事，你可能會說，這也太讓人匪夷所思了吧。其實，中醫讓人匪夷所思的事情還有很多，但這種匪夷所思並不是憑空捏造的、神秘的，而是有其理論依據的。那麼，究竟是什麼治好了粉蓮的病呢？很簡單，就是感動。粉蓮得的是心病，病根在一個「氣」字上，治病要治根，而治根就是要消氣。丈夫的行為讓她感動了，氣自然就消了，病自然就好了。

現代女性，由於各樣的壓力，每天似乎都被各種不良情緒影響，比如生氣、焦慮、恐懼、悲傷等，弄得身心疲憊，這不僅會造成嚴重的心理問題，時間久了，身體也會遭受損害。中醫講「七情致病甚六邪」，也就是說，內在的傷害比外在的傷害更嚴重，這是有道理的。那該怎麼辦呢？要適當的給自己一些感動。

2010年，馮小剛導了一部感動全國的大片——《唐山大地震》。據說，當時看電影的人戲院每個人發兩包面紙，雖然有人認為純屬炒作，但我認為我們應該感謝馮導演，他給我們這個浮躁的社會帶來了感動，讓我們的心沉澱了一下，相信這對很多人來說都是一味心理良藥。當時，我曾看過一篇報導，說看《唐山大地震》的絕大多數都是

女性，我不知道這篇報導有沒有進行過統計，但我相信應該會存在這樣一個現象，因為感動對女人來說比男人重要得多。

無論如何，當你心煩意亂的時候，當你身心疲憊的時候，找個途徑讓自己感動一下吧，比如回想一下自己曾經遇到令人感動的事、令人感動的人，或者看看讓人感動的電影、書刊，相信這比吃藥都管用。

趙老師養生答疑錄

Q：我是一名汶川地震的倖存者，在地震中我失去了丈夫和孩子，曾經很長一段時間無法從這個陰影中恢復過來，正是一次一次的感動讓我恢復了生活的力量，這些感動包括政府、社會的支援，鄰居親人的幫助，甚至不是發生在我身上，而是發生在身邊一些感動人的事情，都讓我獲得無窮的力量。現在，我不僅能夠獨立生活，還會去為他人做一些事情，把感動傳播出去。

A：雖然我不知道你的真實姓名，也不知道你的相貌，但我為你感到驕傲。祝福你，願你的生活越來越美好。

 ## 行善的魅力——主動付出收穫心能量

我的朋友圈子裡有許多樂於做公益的慈善家，其中不乏女性，王女士就是其中之一。在做慈善之前，王女士是某知名品牌的CEO，以做事幹練、有魄力著稱。如今，再也看不到她風風火火的樣子了，

取而代之的是一種獨特的女人魅力。有一次，我問她，為什麼把事業全都放下，專門跑來做慈善，因為二者完全是可以兼顧的。她是這樣回答的：「身為一名企業家，我做慈善可以追溯到20年前，但我覺得那不是行善，每次都是我來宣佈，然後下面的人把錢匯給慈善機構就完了。直到三年前，我查出了乳腺癌，心裡一下子垮了，為了調節心情，我到了一所我捐建的學校，那地方窮得讓人難以想像，這麼說吧，我們一天的開銷，可能就是那裡一家人全年的生活費。孩子們一個個跑過來感謝我……當時，我覺得很羞愧。之後，自己的病反而放下了，而是想著怎樣幫助更多的人。」

「看你的氣色，真不像是得大病的人。」我說道。

「一年前復查，癌細胞全部消失，你說是不是個奇蹟！」她笑容滿面地說。

後來，王女士又和我談到佛教的因果報應，意思是說，善有善報，行善可以積德，積德便可收穫福報。對於佛學，我沒有深入研究，不敢妄論，但行善可以保健、可以治病卻是肯定的。

清代名醫鄭欽安便極力宣導用放生、行善法來治療疑難怪病，他在醫著《醫理真傳》中指出：每個人都會得病，對於症狀輕淺的，醫藥便可治癒，但對於病情嚴重，兩三年治療無功的，就一定要「反身修德，多行善功，或終身戒食牛犬，或全家齋敬九皇，或買魚物而放生，或施棺木而修路，方便時行，陰功廣積。」

另外，當代國醫大師鄧鐵濤教授宣導的「大欲養生」與鄭欽安有異曲同工之妙，他曾撰文說道：「積極、正確的欲望對養生同樣是必不可少的。特別是為人類事業發展而生的欲望，乃為欲望之大者，為浩然正氣，對養生具有莫大的好處。」

為什麼行善可以養生、可以祛病呢？中醫有「百體從安在養心」的說法，行善實際上就是一個養心的過程。不言而喻，人做了惡事，心裡不安，覺睡不好，飯吃不下，憂慮過度，自會生起病來；反之，人做了善事，就會得到心靈的滿足，有利於神志安定，氣血調和，進而身強體健。

總之，無論是身體好的，還是身體差的；無論是心靈強大的，還是心靈脆弱的，建議大家多付出一些，多做一些善事，對你的心理能量是一種補充。當然，善事不一定是為災區捐個幾百萬，哪怕你是對一個失意的人說幾句鼓勵的話，都會收穫一定的心靈能量。這種能量累積起來，你就會成為一個積極的、樂觀的人，當然也會是一個快樂的、健康的人。

趙老師養生答疑錄

Q：我以前也是一個有愛心的人，只要路遇乞丐，總會給個幾塊錢，但後來我看一些報導，也聽身邊的人說，其實這些乞丐都很有錢，他們把乞討當成了一種職業。請問我以後遇到乞丐還要繼續給錢嗎？

A：這個問題現在確實很普遍，但我要說的是，行善雖然看似一種外在行為，但實際上它是一種善念，當你在評斷自己的行為是否為行善，實際上這種善念已經不存在了；也就是說，它不僅不會給你的心靈增加能量，還會讓你因猜忌而生怨。不知道這樣說你能不能理解。

🌸 崇日瑜伽：向太陽借力補充心能量

有一段時間，我對印度養生學產生了深厚的興趣，也因此結交了不少瑜伽高手。有一次，我和太太出席一個慈善晚會，正好遇到一位著名的瑜伽師，我便介紹她們認識，沒想到太太居然很快成了這位瑜伽師的學生。當我寫到這一章的時候，太太說：「我有一個好方法，可以舒緩疲勞、恢復元氣，尤其適合女性。」太太說的這個方法就是我下面要介紹的這套「崇日瑜伽」。

崇日瑜伽共包括十二個姿勢，其法如下：

1.合掌姿勢：雙腿併攏，將全身重量平均分配到雙腳上。雙手合十，置於胸前。徐徐呼吸大約5秒鐘。（圖9-1）

2.崇日姿勢：一面吸氣，一面將雙手高舉到頭上，從容地伸展背脊。（圖9-2）

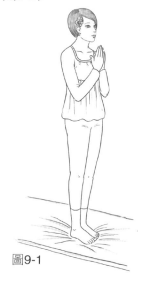

圖9-1

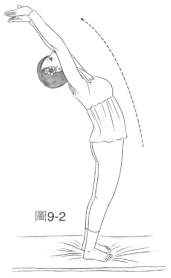

圖9-2

3.**手腳姿勢**：一面吐氣，一面向前彎下腰身，讓膝蓋微微彎曲。
（圖9-3）

4.**騎馬姿勢**：吸氣時，左腿向後伸展，膝蓋碰觸地面；右腿彎
曲，右腳掌平貼在地板上；頭和頸向上挺直。（圖9-4）

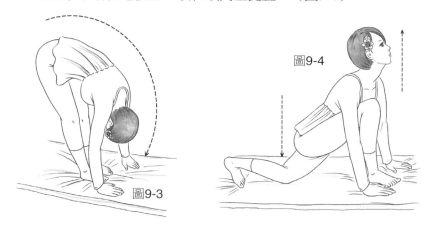

圖9-4

圖9-3

5.**朝下的姿勢**：吐氣時，右腿向後伸展，和左腿平行，然後聳
起臀部，身體形成一個倒V字型，以骨盤為頂峰，以雙腳和雙手為支
點。（圖9-5）

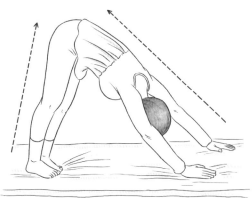

圖9-5

6.**八點姿勢**：小心緩慢地讓雙膝降落到地面，身體隨後滑落下來，胸部和下巴短暫接觸地面。停一停，然後變換到下一個姿勢。（圖9-6）

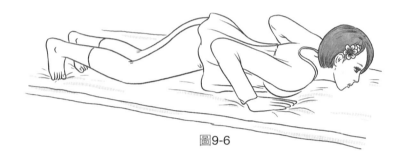

圖9-6

7.**朝上的姿勢**：一面吸氣，一面挺起胸部，稍微向前，同時將雙手往下撐住地面；手肘緊靠身側，讓背脊很自然地支撐起你的頭——別從頭部開始這個動作，也別用脖子的力量撐起身體。（圖9-7）

8.**朝下的姿勢**：一面吐氣，一面抬起臀部，身體彎曲，同第五個姿勢。（圖9-8）

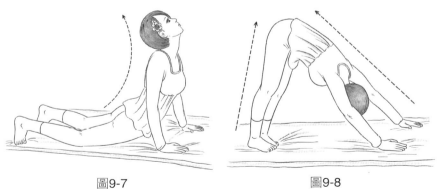

圖9-7   圖9-8

　　9.**騎馬姿勢**：吸氣時，右腿向前移，安置在兩手之間，如同第四個姿勢；左腿向後伸，膝蓋碰觸地面，右膝彎曲，右腳掌貼在地板上。（圖9-9）

　　10.**手腳姿勢**：重複第三個姿勢。一面吸氣，一面向前彎下腰身，可彎曲膝蓋。（圖9-10）

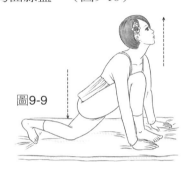

圖9-9

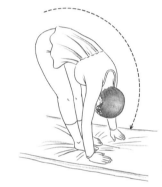

圖9-10

　　11.**崇日姿勢**：重複第二個姿勢。一面吸氣，一面將雙手高舉到頭上，從容地伸展背脊。（圖9-11）

　　12.**合掌姿勢**：重複第一個姿勢。雙手合十，置於胸前──結束崇日姿勢。徐徐呼吸大約5秒鐘，然後開始做下一個循環。（第十二姿勢變成第二循環的第一姿勢，從這兒你可直接跳到第二姿勢。）（圖9-12）

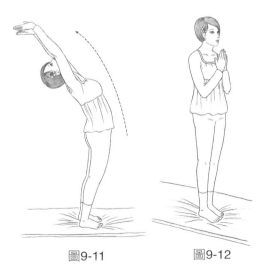

圖9-11　　　　圖9-12

操作崇日瑜伽時有幾個應注意事項，如下：

1.飯前半小時和飯後三個小時內，不適合進行。

2.十二個姿勢為一循環，剛開始以自己的承受力為限，然後逐漸增加，以十二個循環為上限。若發現呼吸急促或渾身冒汗，要立刻躺下來休息幾分鐘，不要勉強。

3.每個姿勢大約維持5秒鐘，「八點姿勢」是唯一的例外，只須維持1秒鐘。

4.必須遵照指定呼吸方式，在做伸展動作時吸氣，在做彎曲動作時吐氣。

5.每次不論做幾個循環，都必須是偶數，這樣身體的兩側才能獲得均勻的鍛鍊。

6. 越是緩慢從容，效果越明顯，切勿草草了事，每個循環大約需要1～2分鐘。

7. 完成最後一個循環後，要朝天躺下來，雙臂置於身側，手心向上，休息兩分鐘，讓注意力很自然的留在軀體上。

8. 插圖顯示的是理想姿勢，不要過度伸展軀體，只須盡力而為，能伸展多少就算多少。如果一做某個動作就感到不適，要立刻停下那個動作。如果做此套動作背部有不適，在做之前應該先諮詢瑜伽師。

 趙老師養生答疑錄

Q：我平時有練習一些瑜伽動作，但沒有做過崇日瑜伽，我覺得這個挺好的，請問兩者可以同時進行嗎？

A：可以。在做其他瑜伽動作之前，可以先做幾個循環的崇

日瑜伽，但要注意身體承受能力，如果崇日瑜伽已經很累了，適當休息之後再做其他動作，不要透支自己的體力，否則不僅不能恢復元氣，反而會傷到自己。

🌿 內心倦怠時，讓催眠給它一趟輕鬆之旅

近幾年我所進行的研究主要有兩大塊：一個是能量學，一個是生命科學，而我現在做的就是把這兩大塊結合起來。接下來要介紹的催眠，屬於能量學的領域。

催眠應該是屬於心理學的範疇，但心理與生理卻是緊密相關的，而能量正是二者之間轉換的一個介質。說到這裡，就不得不說一下潛意識。潛意識理論是著名精神分析學家佛洛依德提出來的，他認為，人的心理就像海面上的冰山，在水面上露出來的只是很小的一部分，大部分處於水面下。水面上我們能意識到的，叫意識，水面下我們不能意識到的，叫潛意識。可以說，潛意識與人體能量存在著某種必然的聯繫，而催眠能夠通過對潛意識的影響，來調動人體的能量。

前面我們也曾提到，現在很多女性上班族會有長期的心靈疲倦。試想一下：你每天工作都非常忙碌，上班時經常頭暈氣短，不能集中精力工作，以至於效率極差，於是工作做不完，又要加班……形成的惡性循環。這時，你可以利用下面這種方式自我催眠，以舒緩疲倦：

現在，以你最舒服的姿勢坐好或躺好，四肢以最舒服的方式放好。然後開始慢慢的深吸氣，屏住呼吸2秒，呼氣。你慢慢的從1數到

5，然後閉上眼睛，感覺到脖子與肩膀在放鬆，手臂與小腹在放鬆，大腿與小腿在放鬆。很好，繼續慢慢的深吸氣，屏住呼吸2秒，呼氣。隨著這樣有規律的均勻呼吸，你開始對自己默念：

「現在，我要將疲憊、冷漠的感覺從身上趕走。每一次呼氣，我身體上的疲倦就會減少一分；每一次吸氣，我身體上的活力就會增加一分。我會一直保持精力、興趣和熱情。當我變得更加精力充沛時，我的情緒更加愉快，做事情也更加快樂。現在，我的身體就像蓄電池一樣在快速的補充能量，每個細胞都吸收著能量與活力，在我睜開眼睛之後，我的身體就像充滿了電的電池一樣，讓我感覺精力充沛。我感覺自己好像獲得重生一般，身體充滿的能量向外散發著閃亮的光芒。這讓我感覺非常良好，很有精神。我感覺非常的安全和舒服，身體的每一個細胞都充滿了能量，我可以感受到它們的活力帶給我的健康感。我的身體很放鬆……」

最後，來一次深呼吸：慢慢的深吸氣，屏住呼吸2秒，呼氣，放鬆……然後慢慢的從5數到1，當你數到1時，睜開眼睛，仔細的感受你現在的心境。

 趙老師養生答疑錄

Q：催眠可以長期進行嗎？會不會對身體造成損害？多久後會收到明顯的效果？

A：醫生在給病人開藥方時通常會遵循「劑量最小化原則」，那就是用最小的劑量達到治療的最佳效果，即使服用得多，效果也是一樣的，而且過量的話甚至可能會有副作用。而自

我催眠卻是不同的，你越是不斷地堅持練習，就越能熟練掌握催眠的技巧，所達到的成果就越是有效並且越持久，而且完全無副作用。

　　一般情況下，在進行3～5次的自我催眠之後，就會出現明顯的改變。也就是說，當你使用同一套暗示語並且在連續幾天內重複進行了3～5次的自我催眠，那肯定會收到比較明顯的自我改善效果。當然，對於另外一些人，可能只需要施行1～2次，就會有驚人的結果出現。即使你屬於催眠敏感度較高的後者，仍然需要施行多次，以便效果更佳、更穩定、持續時間更長。

管理情緒，學做內心強大的淑女

　　我們可以從性格的角度把女性分為兩種，一是潑婦型，一是淑女型。如果我問一句，這兩種女性哪個更強大，相信很多人會直覺的選擇潑婦型，理由很簡單：潑婦多強勢啊，誰敢去欺負她？淑女就不同了，不言不語，誰都不拿她當回事兒。可事實正好相反，潑婦撒潑往往正是其內心缺少安全感的表現，她必須表現得很強勢，讓你覺得她不好欺負，以保護自己；而淑女就不同了，她們內心可能也有不滿，但能夠完全掌控自己，不會將情緒外顯出來。

　　我曾經看過這樣一次爭吵。有兩個姐妹，都在做健康品批發的生意，有一個大單子，妹妹拿到了，姐姐便找上門來理論；說著說著，姐姐就快到歇斯底里的程度了，在妹妹的公司裡大吵大鬧了起來，她

念叨的不外乎這幾點：你肯定違背當初的協議，給客戶降價了，不然同樣的貨、同樣的價格，不可能買你的不買我的；你做生意當初還是我帶的，憑什麼跟我搶；你這些年搶我太多生意了，你是一個沒心沒肺的人。

姐姐這樣吵，妹妹在做什麼呢？她充滿同情的看著姐姐，直到姐姐忍不住哭了起來，她才用和解的口氣來勸慰。後來，我聽說兩姐妹又合在一起做生意了，只不過這次妹妹成了老闆，姐姐做了員工。

在日常生活中，你總會遇到這樣那樣的問題，總會產生各種各樣的情緒，而你情緒的掌控能力正好體現你心理的承受能力。有些心理承受能力差的人，往往會讓情緒失控，這樣一來就會讓自己受到更大的傷害。比如面對壓力，有的人會產生極度的焦慮，以至於產生恐懼；失去親人，可能會極度悲傷，以至於憂鬱；面對不平，可能會極度憤怒，以至於當眾咆哮失態。這些極端的情緒可能會導致當事人做出一些過激的舉動，比如自殺、犯罪等，這些暫且不論，單說情緒本

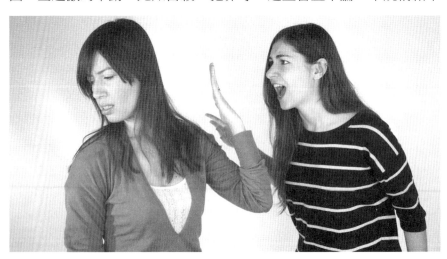

身，就是對人體能量的一種極大損耗，很多人在經歷之後往往會大病一場。

　　因此，我建議大家，一定要學會一些管理情緒的方法，不要讓自己的情緒失控。當你陷入不良情緒時，要學會啟動理智這一道「閘門」的力量，控制不良情緒，並盡力使自己愉悅起來。

　　1.自我暗示，提醒自己，抑制不良情緒的發生。比如，當我們感到怒氣正在上升時，可以不斷地對自己默說：「不要發怒，發怒有害無益」、「克制，再克制！」等，反復地暗示自己：別做傻事，發怒是無能的表現。及時給予自己暗示和警告。

　　2.在困難和逆境面前，有效地進行自我激勵，以從不良情緒中擺脫出來。如通過一些名人、偉人的事例或名言、警句進行自我激勵，以調控偏激情緒。林則徐為了控制自己易怒的情緒，寫了「制怒」的大匾在堂屋中懸掛，以此告誡自己。

　　3.換位思考，站到對方的角度想問題。試著充當別人的角色，將心比心，體會別人的心態與思想，就會增加相互間的理解和溝通，擺脫以自我為中心的情緒圈子。

　　4.做做深呼吸。以慢而深的呼吸方式來消除緊張，使人的波動情緒逐漸穩定下來。方法如下：

　　a.站直或坐直，微閉雙眼，排除雜念，盡力用鼻子吸氣。

　　b.輕輕屏住呼吸，慢數一、二、三。

　　c.緩慢的用口呼氣，同時數一、二、三，把氣吐盡為止。

　　d.同樣動作再重複三次以上。

　　這些都是實用有效的方法，如果你在生活中有什麼不開心的事影響了你的情緒，不妨拿來一試。

趙老師養生答疑錄

Q：我是一個特別容易感傷的女孩，醫生說我有嚴重的憂鬱傾向，請問有什麼方法可以緩解嗎？

A：要抑制憂鬱，關鍵還是你對自己內心的管理。你不妨嘗試觀察你的情緒，讓情緒自然流露，任它傷心、喜悅、焦慮、恐懼，你作為一個觀察者，不要為它所左右。另外，我再為你推薦兩個小方法，心理鬱悶的時候可用來調節一下：

1.**拍打胸脯**：胸脯上有一個膻中穴，屬於心包經的募穴，專門募集心包經的氣血，可以令人產生喜樂。如果膻中穴不通暢，人就會鬱悶，拍打幾下就可以緩解。

2.**手指彈桌**：雙眼輕輕微閉，哼著喜歡的小曲、或詩詞，用手指有節奏地敲打桌面，就能緩解憂鬱情緒。因為十指肚皆是穴位，叫十宣，最能開竅醒神。

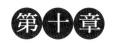

第十章

大徹大悟生活智慧，
營造女人健康能量場

　　生活中到處都是能量場，人自身也是一個能量場，當外界的能量場與人體的能量場發生衝突的時候，人就會受到傷害。一個聰明的女人，一定會從生活的細節入手，為自己營造一個健康的能量場，它不僅不會給自己帶來傷害，當能量缺失的時候，還能從中源源不斷地獲得補充。

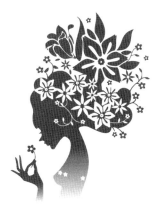

🌿 有多少壞習慣，就有多少婦科病

在臨床上，有不少女性在例假期間會感到腰酸背痛、小腿抽筋、乳房脹痛、下腹發脹，還有些人會出現大小便頻繁、便秘、腹瀉，甚至出現疲倦嗜睡、面部浮腫等症狀。到醫院，如果不是特別嚴重，醫生只會建議回家調養，不給特殊治療。這時候，有些女性為了減輕疼痛，喜歡在自己的腰背上捶捶打打，這一捶打可就捶出毛病來了。

朋友給我講過這樣一個例子：她有一個親戚，結婚三年多，一直想要個孩子，但就是沒懷上。到醫院一檢查，說是慢性盆腔炎導致輸卵管不暢。怎麼回事呢？原來，這位女士每次來月經的時候，就開始腰酸背痛，一痛她就自然地去揉一揉腰，沒想到這一揉效果還真好，酸痛很快就緩解了，由於家在鄉下，到醫院不太方便，也怕花錢，就一直沒做檢查。時間長了，就變成了習慣，每到月經的時候，甚至還不怎麼疼，她就會反射似的在腰上捶捶按按。於是，就由剛開始的子宮內膜感染，逐漸變成了慢性盆腔炎。

日常生活中，女性像這種由於健康知識缺乏導致婦科病的情況很多，比如有的女性為了塑造苗條身段，喜歡穿瘦身衣，實際上，它對健康的危害是不可估量的。首先，它阻礙皮膚呼吸，導致微循環障礙，使皮膚失去彈性和應有的光澤；其次，女性的陰道經常分泌酸性物質，這種物質能防止細菌侵入與生存，但緊身內褲過緊，不利於陰部的濕氣蒸發，會提供細菌繁殖的環境，引發炎症，導致陰部瘙癢，甚至還會引發尿道感染、膀胱炎、腎炎等疾病；第三，束胸會影響乳房的血液循環，使乳房下部血液淤滯，引起乳房腫脹、疼痛，這對處

在青春期發育階段的少女影響最大，會直接影響乳房發育；第四，它還會壓迫體內臟器，瘦身衣會將腹部緊緊包裹住，腹腔內的各個器官就會受到壓迫，使內臟及其神經系統長期處於緊張狀態，引發各種疾病。

還有不少女性長期用衛生護墊，結果導致陰道炎，這是因為衛生護墊會使局部濕度和溫度都大大增加，這不僅給細菌和真菌的生長創造了適宜的條件，而且破壞了陰道的酸鹼值，降低了局部的保護作用，引發陰道炎，且衛生護墊的摩擦易引起局部皮膚或毛囊的損傷，易引發外陰毛囊炎等疾病；有些產品還帶有清香，其中含有的化學成分也許會對個體產生影響。所以，護墊應當在月經初期、月經後期經量少或排卵期白帶多的時候使用，平時儘量少使用，要儘量穿純棉內褲，並每天更換、清洗。

最後，還有一個最關鍵的，那就是經期飲食。本書反復強調食物是人體能量之源，而女人在經期又是非常脆弱的，這時補充的是好能量還是壞能量，對健康有很大影響。有些人就是不注意這些，日積月累，導致了婦科病的產生。下面，是我對經期飲食的一些建議：

月經前期：宜清淡低鹽

月經來潮前10天，可開始低鹽飲食。食鹽太多，體內水分需要增強，對腎臟和血管不利，更可能導致頭痛、激動易怒、下肢浮腫等。月經來潮前一周，可選吃清淡、易消化、有營養的食品，如豆類、魚類等高蛋白食物，並多吃綠葉蔬菜及水果；不宜吃辛辣等刺激性食物，少吃肥肉、動物油和甜食，避免影響脾胃功能。

月經中期：營養與「溫」、「和」

月經期如食生冷食物，一則傷脾胃礙消化，二則損傷陽氣，易生內寒，寒氣凝滯，使血液運行不暢，造成經血過少，甚至痛經。所以，即使在酷暑盛夏季節，經期也不宜吃生冷食物，飲食應以溫熱為宜，有利於氣血運行；冬季，可適當吃些具溫補作用的食物，如牛肉、雞肉、桂圓、枸杞子等。另外，經期還忌喝濃茶，否則會導致婦女缺鐵性貧血的發生。

月經後期：小補

在月經乾淨後的1～5天，補充蛋白質、礦物質等營養物質，並吃一些補血的食物，例如，既有益膚美容又有補血活血作用的牛奶、雞蛋、牛肉、羊肉、芡實、菠菜、櫻桃、龍眼、荔枝、胡蘿蔔、蘋果、當歸、紅花、熟地等。

 趙老師養生答疑錄

Q：聽人說經期拔牙不健康，是這樣嗎？

A：的確是這樣。在中醫看來，月經期間，血室正開，胞絡空虛，血海不足，拔牙出血會進一步導致血虛。現代醫學也證明，月經期間人體子宮內膜會釋放出較多的組織啟動物質，能把血液中的纖維蛋白溶酶原啟動為具有抗凝血作用的纖維蛋白溶酶，使人體的出血傾向加大。臨床上，女性在經期拔牙確實會造成出血量較多，不利於傷口癒合，易引發感染。拔牙的最佳時間應在月經後5～10天，此時不僅出血少，也不易感染。

除去空間負能量，讓健康流動起來

　　不知道大家有沒有這樣的經歷，如果一個房子空置了一段時間，平時也沒有人打掃，猛然間住進去，身體就會出現一些難受的症狀，比如頭痛、眼睛癢、呼吸困難、皮膚過敏、嘔吐等；如果這種情況比較少見，那麼有沒有遇到過家裡垃圾忘記清理，睡過一晚之後，第二天起來多少有點不舒服，或者當天晚上惡夢連連，睡不安穩。實際上，這些都是家中負能量給我們的身體造成的影響。

　　如果你已當家，一定要用心把居家環境打理好，如果你還是一個和父母一起生活的女生，最起碼你自己獨立的空間要注意清潔，否則你就會隨時置身負能量的空間之中，這會侵蝕消耗你的能量，帶來疾病。具體來說，清除家庭空間負能量，需要以下幾個步驟：

第一步：清理前建立好心態

　　有些時候，面對待清理的房間你可能會產生抱怨，這樣一來，雖然清理了房間裡的可見污垢，但抱怨和不愉快會籠罩整間屋子。因此，在打掃之前，請你安靜地坐在房間，放鬆自己，感覺大地和身體的能量交換，舒適而有節奏的呼吸。當你的身心已經淡然了，試著和空間產生共鳴，傾訴和聆聽，然後慢慢睜開雙眼，慢慢環顧四周。這時，你會發現整個空間充滿著明快的氣息。

第二步：進行家庭大掃除

　　先把房間打掃得乾淨整潔，才能進行能量淨化的工作。不過，

面對那些骯髒的東西，可能會讓你心生厭惡，這又會產生負能量。這時，你要放鬆，閉上雙眼，然後想出家裡最髒的地方，比如廚房抽油煙機上的油污，你要把注意力集中到骯髒的油污上，具體集中到構成它的一個碳原子上。其實，每個原子就像一個擁有運動發光能量粒子的小太陽系一樣，它燦爛而美麗，於是，你可能還會有點喜歡它。

第三步：用振動和芳香驅逐負能量

房間裡的負能量並不僅僅是浮於外表的那些東西，有些還深入房子內部。我建議大掃除時先把窗戶打開，讓流通的空氣把負面氣息驅逐出去。然後，還要營造一些正向振動波來淨化空氣，如在地板上跺腳就能淨化地板和牆壁的負能量，窗簾、床墊、靠墊和沙發尤其需要好好拍打；另外，你還可以放一些自己喜歡的音樂，放到最大聲，它也會產生強大的振動波，疏通能量。除了這些，還需要一些香味活力來淨化空氣，你可以使用一些精油和焚香，一般來說，東方最常用的淨化氣味是檀香木。

第四步：用五大元素重塑正向空間能量場

經過一場大掃除，你會發現家裡的各種氣流湧動，坐下來會讓人感到心浮氣躁。有時候，家裡經過一場聚會，一片狼籍，也會是這種情況，如果在這種屋子裡睡覺，一定會被負能量傷害。怎麼辦呢？推薦大家一種簡單方法：金、木、水、火、土是中國傳統文化認識世界的五大元素，你可以在房間的每個角落放上任何一種材料，在這些材料放置好後的幾分鐘內，整個空間裡的氣息就會安定下來。這些東西隨處可見：金，一把鑰匙，一元硬幣即可；木，一本書，一塊木頭即

可；水，一杯自來水；火，用蠟燭或油燈，點燃，焚香也可以；土，可以用一小杯鹽，或石子、泥土。最好讓這些東西放幾個小時，或幾天。有些人喜歡在臥室裡放些花草，我卻認為應當有所選擇，如果臥室能接觸到陽光，可以在陽光照射到的時候把花放到陽光下，而睡覺的時候就不要把花放在臥室裡了。

第五步：淨化自身負能量

有時候，我們需要像淨化房間一樣淨化一下我們自己，方法很簡單，跳一段舞蹈或做一套體操，就能釋放出你體內堵塞或黏稠的負能量，就像打開窗戶把負能量傳到窗外一樣。另外，當你工作一天之後回到家，你身上會沾滿白天的負能量，這時候就要把衣服洗掉，伸伸懶腰，做幾個簡單的動作，然後沖個澡，讓全身沐浴在清新的空氣裡，解除一身的疲勞。

 趙老師養生答疑錄

Q：我和先生結婚六年，有一個三歲大的孩子，同時，我們和先生的父母生活在一起，我覺得我們家整天在吵架，總有一些負能量不時在空氣中飄散，這讓我很煩惱，該怎麼辦好呢？

A：首先，你要自己調整好心態，用正向的能量來影響你的家人；另外，我還建議你在客廳放上一碗鹽。我們都有這樣的經驗，把鹽放在空氣中，它會吸收空氣中的水分，事實上，我發現它的功效還不僅如此，它還能吸收一些負能量。在有些地方，房間裡會放一碗鹽來吸收負面氣息，幾天換一次，尤其是在家庭出

現爭吵之後，或者有不友好的訪客上門，都可以放一碗鹽來吸收負能量。

聰明媽媽有妙方，避開輻射惡能量

日本福島核電站爆炸，引發國人對核能的極大關注。我認為，核能作為目前對人類來說最具殺傷力的惡能量之一，大家小心謹慎是理所當然的。不過，一定要有一個科學的認識，才能有效防範核輻射，如果相信流言、聽風就是雨，不僅起不到保健效果，反而會因為錯誤的方法對自己造成不必要的傷害。

我身邊就有這樣的例子。那時候，核洩露事故發生兩三天的樣子，我就聽說一些關於吃碘鹽防輻射的傳聞，當時我還想，這種謊話誰信啊。當時，我在外地出差，有同事打電話給我，說濟南鬧鹽荒了，讓我幫他捎兩包回去，結果我轉了幾個大超市，都宣佈售罄。後來，我到醫院看朋友，聽到護士們都在討論最近發生的一個急診，怎麼回事呢？原來，有個孕婦聽說核輻射會導致畸形兒，而碘鹽又防輻射，為了孩子，強忍著在湯裡擱了三大勺鹽，喝了下去，結果不到半天全身都水腫了，送到了醫院的急診室。這真讓人感到可悲。

當時，境內確實檢測到了輻射超標，卻不足以對人體造成傷害，所以我們沒有必要自己嚇自己。事實上，對我們來說，危險的不是遙遠的核輻射，而是身邊家電的輻射，尤其是孕婦產婦，自身能量較弱，抵抗力不足，一定要加強防範。日常生活中，孕產婦防輻射要從

以下幾個方面做起：

第一，要挑選正規廠家生產的合格家電產品。在選用電腦時，最好能購買低輻射的液晶顯示器；同時，孕產婦應避免坐在電腦螢幕的側面和後面。在暫時不需要使用電腦時，可以將顯示器關掉。

第二，使用各種電器時應保持一定的安全距離。通常來說，孕產婦要遠離微波爐至少1公尺以上，與電視的距離應為4-5公尺，與燈管的距離應在2-3公尺。

第三，不要把家用電器擺放得過於集中。特別是電視機、電腦、冰箱等輻射較強的電器，更不宜集中擺放在孕婦的臥室裡。

第四，儘量縮短使用電器的時間。孕婦接聽手機時應該長話短說，且不要將手機掛在胸前。

第五，使用防輻射產品。建議孕婦使用產品品質合格，有相關檢測證明的防輻射服裝、防輻射螢幕、防輻射窗簾等產品。

第六，不要長期佩戴首飾。輻射並非家電才有，專家檢驗發現，許多首飾含有放射性物質，這些放射性元素會對人體造成嚴重損害，不僅是孕婦，一般女性也不要長期佩戴首飾。常戴的首飾製品，最好進行放射性物質測定。

第七，多吃有特殊防輻射效果的蔬果。如黑芝麻、紫莧菜、綠茶、番茄、花粉食品、銀杏葉製品等。

事實上，上面這些方面也並不是完全針對孕產婦的，大家都需注意。俗話說得好「趨利避害」，只有躲避了惡能量的傷害，才能擁有健康的身體。

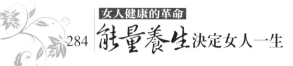

趙老師養生答疑錄

Q：我懷孕兩個月了，正準備要買一個防輻射服，但聽說好多都是假的，請問該如何鑒定呢？

A：首先，給您一個建議，就是懷孕之後要儘量少上網、少看電視，感覺無聊可以讀讀書。再說防輻射服的鑒定，首先可以通過防偽標籤，打電話到生產廠家來確定是從哪個經銷商進的貨，這個方法只能初步判定，然後再看吊牌和鑒定書是否都完整無損。再就是看它的防護效果，有些人用手機打不通作為鑒定防輻射服的防護標準，其實這是不正確的，正確的方法要複雜得多：先用手機撥通別人的電話，因為在通話中手機才是一個強輻射源，然後用手機靠近打開著的收音機，可以聽到明顯的嘯叫聲（聽不到要換一個，直到聽到為止），最後用衣服包住手機，如果嘯叫聲消失說明是正品。另外，還可以取一小塊隨防輻射產品配送的布料，用火點燃後，檢查未燒化的部分，正品可看見成網狀的防輻射金屬絲纖維。

床頭照鏡，身體多病

愛照鏡子是女人的天性，對女人來說，鏡子的作用無非有兩點，一是照著鏡子化妝補妝，一是透過鏡子欣賞自己的美貌，獲得心靈的滿足。愛照鏡子不是壞事，但有些女士為了隨時在鏡子裡看到自己，在臥室裡裝上一個大大的鏡子，這就要有所注意了。

俗話說：「床頭照鏡，身體多病。」為什麼會這樣呢？從表面來看，可以包括兩點：一般來說，臥室裡放鏡子，照到床上，很容易引起脾氣暴躁或意外受傷、多做噩夢等不良狀況；另外，人在睡眼惺忪時，神志還處於恍惚之中，很容易被鏡裡的自己嚇一跳，導致心神不穩，從而生病。從能量學的角度來分析，我認為照鏡子是一個對耗能量的過程。我們知道，鏡子是鍍了水銀的玻璃，它能夠對各種光波進行反射，無論是可見光和不可見光、以及微波和各種射線，同時，我們人體是一個能量體，是會發光發熱的，如果把鏡子對著我們自己，就等於身體發出去的能量被鏡子反射回來，這一來一回的對沖，就把我們身體的能量對耗掉了。實際上，這就相當於整個晚上在和自己「打架」，身體當然會越來越虛弱。

除了照鏡子之外，一些膽小的女性自己單獨在家的時候，晚上會開著燈睡覺，甚至有些人變成了習慣，實際上，這個習慣對人體能量的損耗遠遠高於「床頭照鏡」，因為燈的能量比人體散發的能量多得多。如果你有這種習慣，可以觀察一下自己身體是不是一直很差；如果你是偶爾開燈睡覺，回想一下第二天是不是感覺頭暈腦脹，全身疲憊。事實上，對於這個問題，現代醫學也進行了大量的研究，結果

發現：夜間當人體進入睡眠狀態時，松果體會分泌大量的褪黑激素，褪黑激素的分泌可以抑制人體交感神經的興奮性，使血壓下降，心跳速率減慢，心臟得以喘息，使人體的免疫功能得到加強，體能得到恢復，甚至還有毒殺癌細胞的效果，但是，松果體有一個特點，只要眼球一見到光源，褪黑激素就會被抑制開命令停止分泌，一旦燈光大開，褪黑激素的分泌或多或少都會被抑制，而間接影響人體免疫功能，這就是為什麼夜班工作者免疫功能下降，易罹患癌症的原因之一。

我們每天大約有三分之一的時間在臥室裡度過，而且這段時間是我們身體能量最聚攏的時候，除了臥室不放鏡子，晚上睡覺不開燈之外，臥室的佈置也是非常重要的。下面給大家一些建議：

1. 臥室空間宜小不宜大，這樣比較容易聚能量。在不影響使用的情況下，通常最適大小為不超過15平方米（約為4.5坪）。

2. 臥室不宜擺放家電，也不宜擺放過多傢俱，花草、魚缸更要慎重，因為這些東西都可能在你睡覺時消耗你的能量。另，總體設計應讓人有一種簡潔明快的感覺。

3. 睡床以一邊床頭靠牆，兩側留出通道為好。這樣便於下上床，且使人有著寬敞感，顯得空氣流通些。

4. 被褥要柔軟、輕鬆、保暖、乾燥與清潔，睡衣宜寬大，床單枕套應常洗曬。

5. 保持臥室、臥具的清潔。床下不堆積雜物，以免藏汙納垢，招致蚊蟲鼠蚤的繁殖與滋生。

趙老師養生答疑錄

Q：我現在就讀大學，聽宿舍的人跟我說，晚上不能照鏡子，尤其是在午夜的時候容易見鬼。雖然我也不相信，但真的非常害怕，該怎麼辦呢？

A：這種說法在民間非常普遍，我認為這種說法主要是基於古代人的生活習慣。過去人們使用的大多是銅鏡，照出的人影本就模糊不清，再加上使用油燈、蠟燭之類的照明工具，燈光昏暗，照出的人影更加模糊，容易使人產生害怕的心理，因此，晚上由於怕鬼而不敢照鏡子是完全不必要的。不過，從健康的角度看，晚上還是少照鏡子為好，因為人在勞累一天之後，身體是比較虛弱的，而且在晚上人體能量又是呈聚攏狀態的，照鏡子很傷神耗能量。

 將化妝品的負能量降到最低

化妝品帶給了女人美麗，也傷害著女人的美麗，很多在聚光燈下的女明星都飽受化妝品之苦。

有一個綜藝節目，邀請女明星來卸妝，並進行卸妝前和卸妝後的對比，誰的差距最大誰就是獲勝者。雖然這個節目本身並沒有什麼意思，但它揭示出來的問題卻是令人觸目驚心的。我相信，能夠來上這

個節目的女明星，對自己卸妝後的容貌都是有相當自信的，但結果大部分只能夠用「判若兩人」來形容，足見化妝品日積月累在她們臉上留下了不可磨滅的痕跡。

曾經有人告訴我這樣一件事：有位富豪和一位女明星結婚了，辦完婚禮之後準備到國外旅遊，結果一下飛機兩個人就離婚了。為什麼？因為這位富豪平時見到的是這位女星化妝後的樣子，上飛機之後女星認為功德圓滿便卸了妝，於是在富豪眼裡，他的妻子瞬間由天使變成了魔鬼，自己也瞬間從天堂跌進了地獄。暫且不去評判這位富翁以貌取人的道德標準，我想說的是，化妝品給女人帶來的傷害實際上遠不只是身體的，因此，如果有人問如何降低化妝品的危害，我會告訴她：最有效、最直接的方法就是不用化妝品。然而，我也知道這是不可能的，所以，我還是給大家介紹一些使用化妝品的注意事項，以將化妝品的負能量降到最低。

首先，選用化妝品不要只聽信廣告，要有防偽防劣意識。注意檢查化妝品有無商標、生產日期、生產企業名稱及衛生許可證編號；要注意化妝品包裝是否完好，內容物有無異味，有無形狀改變，如膏霜類產品有無油水分層、氣泡等；選擇藥用化妝品時，還應注意產品有無衛生署批准字號。在選用從未使用過的化妝品之前，應採取有小包裝就不買大包裝、隨用隨買的原則，小包裝可以達到短期內試用的效果，基本上試用五天之後，就可以確定自己是否適用。

其次，要根據自己的膚質來選用化妝品。如果是油性皮膚，可選用油脂少的化妝品，如化妝水；如果是乾性皮膚，應選用冷霜類，這類護膚霜含有大量油脂成分，如硬脂酸、凡士林等，它們與水經過乳化作用成為膏體，能滋潤肌膚，防止乾燥、冷裂；如果是中性皮膚，

可選用含水、油適中的化妝品，如50%的甘油等。

第三，**化妝品收納要注意防污染、防曬、防熱、防凍、防潮。**為避免細菌入侵，使用產品前要洗手，用後要蓋緊瓶蓋；不要在化妝品中摻水，否則防腐劑會被稀釋，加速變質。與別人共用化妝品會增加感染結膜炎、流行性感冒的危險，尤其不要和別人共用口、眼部位的化妝品。

第四，**剛洗完澡不要使用化妝品。**洗澡後立即化妝不僅沒有及時補充水分、滋潤皮膚的效果，相反，由於沐浴會使毛細血管擴張，化妝品中的細菌或化學物質極易侵入皮膚，造成感染。如果洗澡後需要化妝的話，也應在1小時後進行，這個時候，皮膚的酸鹼度恢復到原來的狀態，化妝品對皮膚的傷害不會太大。

第五，**塗抹化妝品也要講究「先來後到」。**化妝品的塗抹順序是很有講究的，亂抹一通對皮膚的傷害很大。例如，精華素的活性成分濃度最高、分子小，容易滲透深層肌膚，能有針對性的調理和修護作用；面霜的質地一般較為厚重，塗過面霜後，肌膚就很難吸收其他護膚品的營養成分。由此可見，護膚品應該按照一定的順序來使用：化妝水→精華素→眼霜→細緻毛孔凝膠→乳液→面霜→隔離霜或防曬霜。

 趙老師養生答疑錄

Q：我用過許多防皺眼霜、面霜，以及各種營養液，但皺紋還是一直加深，我見別人用著挺有效的，這是怎麼回事呢？

A：抗皺品之所以沒有發揮功效，可能是因為你沒有先把皺

紋舒展開。下面我針對一些常見部位的皺紋給你進行具體介紹：

1.在眼睛周圍很容易產生細小皺紋，這些皺紋向著不同的方向擴展，因此我們先用一隻手將橫著生長的皺紋向豎著的方向擴展，將豎著生長的皺紋向橫著的方向擴展，然後再用另一隻手小心翼翼地塗抹眼霜。

2.至於眼角的魚尾紋，先用一隻手將皺紋展開，然後用另一隻手的中指輕輕地將化妝品拍打著塗抹上去。

3.對於額頭上橫向生長的皺紋，用手向縱的方向撮起，然後再塗護膚品。

4.對於眉間縱向生長的皺紋，用手向橫著的方向撮起，然後再塗護膚品。

5.對於嘴唇周圍生長的縱向皺紋，用手向橫向撮起，然後再塗護膚品。

🌿 吸收綠色純能量，讓快樂伴你一起成長

我發現，在生活中有這樣一個現象：女生在戀愛初期比較喜歡和男友去逛公園，等戀愛相對穩定或已經結婚了，則更多的喜歡去逛街。逛公園的時候，兩個人靜靜的，彼此心中裝滿了對方，每時每刻都是愉悅的，等回到住所會感到人生充滿了力量；在逛街的時候，商場裡光影凌亂、聲音嘈雜，往往累得腰酸腿疼，回到家中會感到異常疲憊。事實上，在我看來，逛公園和逛街雖然都是在休閒，但本質卻

有著根本性的區別，前者是能量的補充，後者則是能量的消耗。

為什麼逛公園能增強能量呢？這可從「森林療法」說起。近幾年來，森林療法越來越受人們的歡迎，許多身纏痼疾，幾乎被一些醫生認為沒有治癒希望的病人，來到森林裡住上一段時間，竟奇蹟般地痊癒了。據我分析，森林具有六大醫藥作用：一是製造氧氣，被稱為「天然氧氣製造工廠」；二是阻隔雜音，森林的綠枝茂葉能吸收聲波；三是綠色代表安詳，森林的綠色對人的神經系統具有調節作用，能平靜情緒，眼明目清；四是淨化空氣，森林有吸收毒氣、塵埃的作用；五是殺滅毒菌，如松柏可殺死空氣中的白喉、結核、霍亂、痢疾、傷寒等病菌；六是調節氣溫，進入森林冬暖夏涼，是療養的佳境。可以說，森林就是一個天然的療養院，其能量補充的作用是不言而喻的，而公園對我們來說，正好有著小森林的作用。

對一般女性來說，若只要達到養生保健的效果，多找時間逛逛公園就可以了；如果身體確有病症，還可堅持做一段時間的森林浴。森林浴最理想的季節是夏季和秋季（5～10月），每日最佳行浴的時間為上午10時至下午4時。森林浴大致有三個過程：一是林間步行，上下爬動，儘量出汗，以有疲勞感為最好；二是選擇步行目標里程，走2公里後儘量快步行走，速度要能邊走邊與人正常交談為宜；三是置身幽林深處，面對連接天際的壯麗森林，或仰望千年巨木，敬畏之心油然而生，神秘、喜悅、悲傷等情感湧上心頭，這是人與大自然的無聲對談，這時進行靜思最能紓鬆身心。

在森林浴的過程中，還應做一做「行動呼吸」，可以使整個肺部充滿空氣，大大增加肺活量，同時大大增強心臟功能，使人的心情變得開朗、愉悅。尤其是在感到孤獨、悲傷、絕望的時候，做這個練習

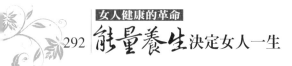
可以儘快擺脫煩惱，重塑自信。行動呼吸的方法如下：

第一步：挺身直立，雙腳打開比肩略寬一點，雙手自然下垂。

第二步：張大嘴，呼氣，同時嘴裡發出「啊，啊」的聲音。

第三步：強呼氣8秒鐘時間，然後呼出體內所有空氣。

第四步：吸氣4秒鐘，吸到充滿胸部並向左右擴展。

第五步：重複上述動作3次。

如果你感覺生活很疲憊，建議你還是少逛街，多逛公園，選擇樹木較多的公園，從大自然中吸收綠色能量，這樣一定會讓你心情舒暢、充滿力量。

 趙老師養生答疑錄

Q：我很喜歡逛街，逛到疲勞時，便想著回家沖涼睡覺，可當我拖著疲憊的腳步回到家，走進書房後，卻沒有了疲勞之感，可以繼續看書到深夜一兩點，這是什麼原因呢？

A：實際上，人與環境無時無刻不在進行著「能量交換」。當你在逛街的時候，面對陌生的環境，人體自然而然和周圍環境作不停頓的能量交換，而當回到家裡，「人」和「家」的能量場早就非常熟悉了，不再需要重新交換能量，所以會感覺格外輕鬆；搬新家也同樣會遇到這個問題，很多人在喬遷之後，都會有疲憊之感，甚至會生一些小病。其實，新屋和人體同樣需要通過能量交換來「相互適應」。我們在搬家時，往往有「擇日」這道程序，其目的是為了避開那些不利於自身的能量時空，讓身體有充足的能量去適應新環境。

而除了逛街之外，針對你的習慣我還給你一點建議，就是吃過晚飯之後，避開電腦電視，讀一點書是很好的，但一定不要熬夜，最多不要超過11點。

遵循睡與醒的韻律

奧黛麗赫本是很多人心中的女神，她的高貴、優雅、美麗、浪漫迷倒了全世界。她有一句名言：「愛吃的女人衰老早，會睡的女人美到老」，道出了睡眠對女人的重要性。也許有人會說：睡覺這麼簡單的事，大家都會，還需要討論嗎？在我看來，睡覺與會睡是兩個概念。會睡的人，利用睡眠進行了能量調整，睡醒之後會感到輕快、敏捷、警醒、熱誠和喜悅；而不會睡的人，醒來時身心會感到沉重、呆滯、遲緩，時間久了，會對容貌及健康都造成深遠的影響。

有這樣一件事讓我印象深刻：朋友圈子裡有一位王女士，曾經如花似玉，受到很多男士的追求，後來她愛上一位有婦之夫，在感情糾葛之中夜夜失眠，結果短短幾個月的時間就完全變了一個人，首先膚色黯淡了，然後頭髮也越來越枯黃，最主要是她的身材開始不受控制的膨脹，雖然還是個美人，但一看就知道是靠濃妝和華服堆出來的，缺少了那種天然的氣質；有一次，她說自己好像要沉沒下去了。後來，她擺脫了這段不倫戀，嫁給追了她數年的男士，很快就恢復了過來，再次成為圈子裡的交際花，這種變化真令人詫異。記得有人問起她變化的原因，她說：「我現在每天都能甜甜蜜蜜的睡一個好覺。」

這件事再一次證明：良好的睡眠是女人最佳的養顏品。在這裡，給大家一些具體可行的睡眠建議。

首先，每天晚上必須要十點之前上床，而在六點左右起床；同時，就寢前的活動必須有助於放鬆身心。晚餐應該清淡，進食時間不宜太晚，最好在傍晚六點左右，最遲不能超過七點，這樣才能保證在十點之前消化完成，以免干擾睡眠。晚餐後最好從事一些輕鬆的活動，如閱讀、和家人歡聚、和朋友聊天，避免看電視和上網，因為電子影像會刺激神經系統。如果你一時擺脫不了看電視的習慣，最好在八點半或九點把它關掉；如果你晚上必須從事耗費腦力的活動，也應該在九點之前停止。

如果你十點已經上床睡覺，但輾轉反側睡不著，千萬不要爬起來找書讀，這樣非但不會增加睡意，反而會讓你更加躁動，不如乾脆閉目養神，用「毫不在乎」的態度來對待失眠。

睡眠方向最好是頭朝北、腳朝南，因為地球是一個大磁場，我們又處於北半球，地球磁力線的方向是從南到北，這樣人體內的細胞電流方向正好與地球磁力線方向成平行，這樣能使氣血運行通暢，代謝降低，能量消耗較少，人會感覺很舒服。

關於睡眠姿勢，主要還是以自己感覺舒服為宜，但最好還是以側臥為主，不要俯臥，更不要仰臥，仰臥在中醫學裡被稱為「屍臥」，醒來之後很容易讓人頭疼。另外，孕婦以左臥位最佳，但仍然以舒適為準則。

睡眠時，千萬不要讓從門窗進來的風吹到頭上、身上，因為人睡熟後，身體對外界環境的適應能力有所降低，如果當風而睡，時間長了，冷空氣就會從皮膚的毛細血管侵入，輕者引起感冒，重者口眼歪

斜。

　　要想保證在六點鐘起床，在你身心還沒有完全適應新的作息時間時，最好準備一個鬧鐘，但要選擇一個不會把人驚醒的鬧鐘，我推薦一種帶鬧鐘的收音機：臨睡前，把頻率調整到古典音樂電臺，把時間定在六點鐘，用輕柔的音樂把自己喚醒，能讓身心感覺較為舒暢；另外，不管你晚上睡了多長時間，也不管你睡得多疲累，必須在這個時間起床，這樣才有助於養成習慣。

趙老師養生答疑錄

　　Q：我是個上班族，有睡午覺的習慣，而且一睡就是一兩個小時，經常被老闆盯，而且中午睡了晚上就睡不著，該怎麼辦呢？

　　A：午睡是很好的，尤其是在夏天，但睡眠時間不宜過長，15分鐘、20分鐘足矣。如果你中午嗜睡，首先要從晚上睡眠調理，晚上睡好了，白天就不睏了；其次，如果你實在是睏，可以在初期採取一些小方法，如午睡後洗洗臉，活動活動，然後喝杯茶或咖啡，可加速恢復腦力，擺脫睏倦。另外，在睏倦襲來時，可反復按揉位於中指指尖正中的中沖穴，或用中指叩打眉毛中間的魚腰穴，反復數分鐘。

🌿 辦公室裡看風水，建構和諧能量場

從能量學的角度來看，能量場無處不在，家是一個能量場，超市是一個能量場，辦公室也是一個能量場。以職業女性來說，每天至少會有三分之一的時間是在辦公室中度過，所以辦公室能量場的構造對生活品質和健康是非常重要的。有時候，你的一個小小舉動可能就會給自己的生活帶來不必要的麻煩。

劉小雨是個上班族，平時工作認真，又喜歡幫助別人，所以人緣非常好，同事有什麼問題都喜歡找她幫忙，她遇到了困難別人也會主動過來協助。有一次，我去她們公司辦事，辦完之後和她閒聊了幾句。

「趙老師，以前我跟同事的關係都挺好的，像朋友一樣說說笑笑，可現在感覺大家好像疏遠了很多，雖然有事還是互相幫忙，但感覺就是純粹的工作，你說這是怎麼了？」

「你這個仙人掌是什麼時候買的？」我一眼就看到了小劉桌角上擺著的小盆栽。

「買了一個多月了，聽人說它能防輻射，我平時都沒怎麼管它，長得還不錯，怎麼了？」

「仙人掌確實可以防輻射，但也會在你周圍築起一道牆，破壞你的人際關係。」

「哦，是這樣啊，那可怎麼辦呢？」

「你不妨把它換成水栽植物，比如說富貴竹、黃金葛，既能防輻射，又能給你帶來好人緣。」

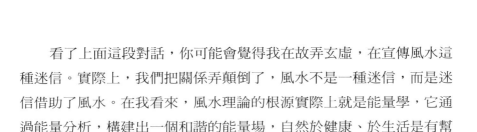

看了上面這段對話，你可能會覺得我在故弄玄虛，在宣傳風水這種迷信。實際上，我們把關係弄顛倒了，風水不是一種迷信，而是迷信借助了風水。在我看來，風水理論的根源實際上就是能量學，它通過能量分析，構建出一個和諧的能量場，自然於健康、於生活是有幫助的。

那次我給小劉指點以後，她當天就換上了水栽富貴竹，可能是心境轉換，之後，她的人際關係愈來愈好。以下我就把一些常見關於女性辦公風水的知識介紹給大家。

1.**女主管要加強辦公桌右邊的佈置**：自古以來就強調「男左女右」，我建議女主管在辦公室的白虎邊（右邊）擺放高櫃，這樣不只有壓制青龍邊（左邊）的含意，同時也是女性地位和能力提高的象徵。

2.**女性物品不可放在辦公桌上**：就算辦公室裡清一色全是女性，也不要把女性衛生用品、化妝包、化妝品等放在辦公桌上。須知，女性物品屬於個人最私密的部分，大剌剌地放在桌面上，象徵自己毫不避諱也無遮攔，這樣一來，不僅工作上給人留下不專業的印象，還可能會吸引「爛桃花」，阻礙「正桃花」。

3.**孕婦辦公室的喜氣佈局**：從風水方位上講，孕婦不能對著公司大門坐，要不得用盆栽、景觀植物等來化解；座位後方也要有靠山，利於安全。最好能靠窗坐，以利吸納新鮮空氣，桌上擺放一些吉祥物，但要避免擺放造型尖銳怪異的物品。選擇有蓋的杯子喝水更安全衛生，務必備有飲料和點心，以補充營養。盆栽一定要保證茂盛，不能讓它枯萎，還要用紅色的緞帶增加喜氣，這叫「點紅」。

趙老師養生答疑錄

Q：我是個上班族，座位正好面朝辦公室大門，隨便做些小動作就會被老闆盯，而且工作效率也很低，有什麼化解的方法嗎？

A：辦公室大門這個位置流動率最高，經常被人打擾不說，主管和老闆也都有看向大門、觀察人員進出的習慣。你可在桌面上放一排文件夾，或者在前面放一盆栽，擋住自己與門口的視線，減少門口動靜對自己的干擾。

懂一點居家風水，做個順風順水健康女人

相對於辦公室風水，居家風水對人體健康的意義更為重大。因為一般我們在辦公室都是在白天，身體處於緊張狀態，全身的能量都調動起來了，外部負能量不容易侵入，而在家中一般是晚上，而且大都處於放鬆狀態，能量聚於身體內部，如果家裡的能量場不對，很容易對我們的身體造成傷害。

汪女士是我的一個生意夥伴，有次見她氣色好像有些不對，便問她怎麼回事。她歎了一口氣，說：「不知道造了什麼孽，自從兒媳婦進門之後，全家人都跟著不舒服，這可真是招進來一個剋星。」原來，張女士的兒子結婚剛剛一個月，結果兒子整天失眠，脾氣越來越

暴躁，她們老兩口也是睡眠不安，心慌氣短，就連兒媳婦眼袋也是腫得跟核桃似的，整天沒精打采，到醫院檢查，都很健康。聽完張女士的話，我心裡實際上已經有數了，正考慮如何開口時，她就邀請我去她家，因為她知道我懂一點中醫，想讓我給她家人看看，於是我就順勢答應了。

到了張女士家，果然不出我所料，是她們家的佈置出問題了。可能是為了結婚喜慶，家裡的主色調設計成了紅色，有的地方還是鮮紅，包括床單、被罩、窗簾等，都是紅的；除此之外，張女士和先生的臥室裡還放了一盆夜來香，兒子兒媳婦的臥室裡則雜七雜八貼了許多明星或動漫的海報。紅色象徵活力與激情，最容易讓人心浮氣躁，躺在一大片紅色之中，自然睡不好覺了；夜來香在晚上會散發出強烈的氣味，很容易讓人頭暈目眩，不舒服；同時，睡眠是需要安靜的，雜亂的牆壁發散著凌亂的能量，擾亂心神。因此，當張女士根據我的建議，把這些問題解決之後，全家人很快就能睡得安穩，展現其樂融融的景象。以下給大家就居家風水常見的問題說一說。

1.**臥室色調選擇循五行**：無論個人什麼屬性，臥室主色調都必須是白色或土黃色，因為睡眠五行屬土，臥室主藏納、休息，土與金是臥室的屬性。（如果是單身女性，為了調整感情運，臥室可以暫時選擇粉紅色或藕荷色。）在這個基礎上，可以根據個人的五行屬性來適當選擇其他色彩點綴。五行屬水者，可選擇金色、綠色、青色；五行屬金，可選擇黃色、灰色、藍色、黑色；五行屬土，可選擇紅色、粉色、紫色、金色；五行屬火，可選擇綠色、青色、黃色、灰色；五行屬木，可選擇藍色、黑色、紅色、粉色、紫色。

2.**選擇適合自己的寵物**：很多人可能不知道，寵物實際上也是家

庭能量場的一部分。一般來說，女性不宜選擇大型寵物，如大型犬；也不宜選擇怪異的寵物，如蛇、蜘蛛等。如果是單身女性，選擇公的寵物會增強安全感。另外，選擇適合自己的寵物還有一個很簡單的方法，就是你第一眼看到牠很舒服，這說明你和牠的能量場是適合的。如果你和寵物發生了較為嚴重的衝突，而原因不明，一定要及時把牠送走。

3.**窗戶、陽臺不能掛內衣**：窗戶和陽臺是天地生氣的入口，而內衣褲在周身衣服中又屬陰性，把它們掛在陽臺和窗戶，就等於拒絕天地生機的惠顧，以至在居室中形成陰氣重的能量場。

4.**家有孕婦禁動土**：家中有孕婦時，最好不要搬家或裝修房屋，也不要任意移動床位或爐臺，否則易導致孕婦流產。傳統的風水學認為，子宮是生命的生長之地，而房子彷彿就是人們居住的「子宮」，搬家、動土可視作一個劇烈震盪和改變「子宮」的意象，從而容易動胎氣。從能量學的角度來看，搬家動土改變的是居住環境的能量場，會給孕婦傳遞不和諧的能量，故易動胎氣。

5.**把你的信仰裝進書房**：與信仰合一的書房是最理想的書房，如果你是一個信佛的人，不妨把佛堂和書房二合為一。這樣一來，你就不會把佛（即智慧）當作一個高不可攀的東西，而是豁然開朗，生命處在極其快樂、單純境界裡的化身。那些佛像、佛經、壇城所營造出來的，不是迷信的氛圍，而是對生命時時刻刻的提醒。當你的精神委靡，情緒低落時，佛堂會提醒你，你現在缺一點智慧，你的生命狀態被某個東西困住了。當你有這個意識時，解決困惑的答案就出來了。

趙老師養生答疑錄

　　Q：有一段時間，我每天醒來都頭暈腦脹，晚上還經常做噩夢，後來發現是枕頭的問題，換了一個就好了。最近，這種狀況又開始了。請問，該怎麼挑選枕頭呢？

　　A：一般，在選枕頭時應遵循以下幾個原則：

　　1.枕高以10～15公分為宜，實際尺寸還要因每個人的生理弧度而定。

　　2.硬度要適中，一般蕎麥皮、谷糠、蒲棒枕都是不錯的選擇。

　　3.長度最好比肩膀寬一些。不要睡太小的枕頭，因為當你一翻身，枕頭就無法支撐頸部，過小的枕頭會影響睡眠時的安全感。

　　4.枕心要柔軟和較好的彈性、透氣性、防潮性、吸濕性等。

　　除此之外，每個月還要把枕心拿到太陽底下曝曬一天，給它補充太陽的能量，而且使用半年就要換一換。

實用生活
02

女人健康的革命——能量養生決定女人一生

金塊 文化

作　　者：趙鐵鎖
發 行 人：王志強
總 編 輯：余素珠
美術編輯：JOHN平面設計工作室

出 版 社：金塊文化事業有限公司
地　　址：新北市新莊區立信三街35巷2號12樓
電　　話：02-2276-8940
傳　　真：02-2276-3425
E - m a i l：nuggetsculture@yahoo.com.tw

匯款銀行：上海商業銀行 新莊分行（總行代號 011）
匯款帳號：25102000028053
戶　　名：金塊文化事業有限公司

總 經 銷：商流文化事業有限公司
電　　話：02-2228-8841
印　　刷：群鋒印刷
初版一刷：2012年6月
定　　價：新台幣280元

本著作物經由北京華夏墨香文化傳媒有限公司正式授權，同意經由金塊文化事業有限公司在臺灣地區出版發行中文繁體字版本。

國家圖書館出版品預行編目資料

女人健康的革命：能量養生決定女人一生 /
趙鐵鎖著. -- 初版. -- 新北市：金塊文化, 2012.06
304面；17x 22.5公分. -- (實用生活；2)
ISBN 978-986-88303-1-8(平裝)
1.健康法　　2.養生
411.1　　　　　　　　　　101009368

金塊●文化

金塊●文化